LOCUS

LOCUS

LOCUS

LOCUS

Smile, please

smile 026

RU486：女性的選擇，美服錠的歷史

(Génération pilule)

作者：博琉 (Etienne-Emile Baulieu)

譯者：張天鈞

責任編輯：陳郁馨　美術編輯：何萍萍

法律顧問：全理法律事務所董安丹律師

出版者：大塊文化出版股份有限公司

台北市116羅斯福路六段142巷20弄2-3號

讀者服務專線：080-006689

Tel: (02) 29357190 Fax: (02) 2935 6037

郵撥帳號：18955675 戶名：大塊文化出版股份有限公司

e-mail: locus@locus.com.tw

This book was originally published in French by Editions Odile Jacob
under the title Génération pilule in 1990.
The Chinese edition has been translated from the American edition
entitled The Abortion Pill: RU-486, a Woman's Choice
with the collaboration of Mort Rosenblum,
published by Simon & Schuster in 1991.

總經銷：北城圖書有限公司

地址：台北縣三重市大智路139號

Tel: (02) 29818089 (代表號) Fax: (02) 29883028

排版：天翼電腦排版有限公司

製版：源耕印刷事業有限公司

初版一刷：1999年6月

初版 2 刷：1999年 6 月

定價：新台幣250 元

Printed in Taiwan

RU486

女性的選擇，美服錠的歷史

Génération pilule

Etienne-Emile Baulieu & Mort Rosenblum⊙著

張天鈞⊙譯

目錄

序

生殖科技與兩性平權

沈富雄

我一向視「兩性平權」爲天經地義，尤其身爲人父，親眼看到一對兒女，鴻兒與雁女，成長的過程，更加深了我的信念。

也許與女性主義者所追求的理想尙有落差，我個人認爲要達到平權的路徑起碼有四：

一、教育機會的平等：如果只看升學率，今日台灣女性在各級學校的升學率均已超越男性，但這只是表相。令人憂心的是女性高度集中在某些科系，而這些科系的特點是不重數學、出路不易、起薪偏低。

二、工作機會的平等：除了職場歧視及同工同酬的課題以外，必須進一步追求「同值同酬」，我認爲，護士小姐罷工一天，對社會的傷害遠大於碼頭工人或卡車司機的罷工，因此，護士的薪資就沒有道理低於後者。

三、生殖機制的掌控：醫學進展，尤其是避孕科技的一日千里，不但使產婦死亡率大幅降低，而且我四十年前唸醫科時常見的 $G_{10}P_8$（懷孕十次，順產八胎）成爲歷史陳跡。但是避孕的成效畢竟是十密一疏，事後的流產手術是很多女性心頭難以抹滅的烙痕。

四、扶老育幼的解救：今天絕大多數進入職場的婦女仍然擔負全部的家務，而且由於壽命的延長，忙完子女又要回頭照顧年邁的雙親，瞧瞧自己其實也垂垂老矣。這種橫跨三代、身兼數職的勞力剝削，實在令人不忍。

前列四項中的第一、二及四項屬法政社會層面，我身為立委，當然責無旁貸；至於第三項主要是生物醫學層面，身為醫師，自然具有高度的興趣與關心。

RU四八六毫無疑問是一項重大的突破，使女性對生殖機制握有更大的掌控；讓完全沒有施行避孕或避孕失敗的受精卵無法「成孕」，整個過程，顯然比傳統的流產少了很多生理及心理上的創傷。

如此的美事一樁，在歐美先進國家卻橫遭空前的挫折。主要的反對力量，來自源於宗教所衍生的道德爭議，而爭議核心當然是：「生命」究竟何時開始？阻撓成孕是否為變相的「墮胎」？

很奇妙的是，這樣的爭議在台灣卻不會發生，因為台灣是一個有小聰明，沒有大智慧；圖近利卻不具遠見的務實社會，每年上千成萬的墮胎，在「優生保健法」第九條的庇護下美其名為「月經規則術」，而睜一隻眼閉一隻眼地默默完成了，如此壯舉從來沒聽過衛道人士輕吭一聲。

台灣也不是沒有宗教，但是此地宗教照顧的是生前的富貴及死後的安適。西方宗教團體對墮胎所引起的無休止的爭論，甚至往往成為總統選舉的主要議題——對生命的尊重，在台灣卻絲毫不成問題。台灣人擔心的是「嬰靈」作祟，但這對一些宗教界人士來講，只要祭拜一番就輕易解決了。

RU四八六在台灣所遭遇的問題應該是：醫藥分業的無法落實，藥品行銷管道的失控，部份產科醫師對執業生態變化的疑懼，以及主管官署的躊躇不前。因此，儘管研發原廠早已放棄專利權，台灣卻仍然遲遲無法自製，也不許合法進口；同時卻任令黑市的RU四八六垂手可得。推究其因，當然是官僚體系的無能！

我是一個無可救藥的樂觀主義者，也因此，我相信「官僚體系的無能」要比「宗教狂熱的偏執」來得容易解決，我深信不久的將來，很多婦女同胞將因RU四八六而受惠。

本書最後一章，把抗衡墮胎情緒爭議的重任寄託在「凡尊重科學和爲女性選擇權奮鬥的人」，檢視我自己，剛好符合這一條件，而且我是國內第一位爲RU四八六開公聽會的立委，所以當我執筆爲本書寫序時，心中有一種莫名的歡欣與雀躍。

（本文作者爲現任立委）

序
懷孕與不懷孕的權利

陳昭姿

選擇懷孕與選擇不懷孕，我個人以爲，兩者皆是女人必須捍衛的權利。懷孕之後如果選擇不繼續懷孕，如今在傳統的手術墮胎法之外，醫藥界提供了另一種選擇，也就是藥物墮胎法。目前公認相當安全有效的藥物墮胎法，乃是併用RU四八六與某一種前列腺素。

關於節育或墮胎問題，各個國家因爲國情、宗教民風等之差異，常有不同的政策考量。藥物墮胎法的發明或出現，帶來相當大的衝擊。澳洲學者西里，在一篇討論RU四八六與緊急避孕的文章裡，所使用的次標題即是：「沒有提供RU四八六，乃是不重視澳洲婦女的健康問題」。英國學者拜爾德也寫了一篇評論：「藥物墮胎法在英國」，文中談到，即使英國有免費的、容易取得的避孕措施，每五次懷孕裡仍然有一次是因墮胎而中止。藥物墮胎法方便、不貴，尤其是其中的前列腺素品項經過挑選後，副作用改善，費用下降，拜爾德認爲，現在應該是更加鼓勵使用藥物墮胎法的時候了。在法國，也有百分之五十適用藥物墮胎法的婦女，會選擇此法來墮胎。

至於在東方國家，例如日本，情況大不相同。日本甚至長久以來未曾核准口服避孕藥上市，而只允許類似製劑的女性荷爾蒙用於治療月經障礙，更遑論會有口服墮胎藥了。原因是政府官方非常保守。醫界學者對此多有爭議，認爲這不但與日本企圖成爲世界領導國的前景有些格格不入，也迫使部份婦女選擇用於治療月經障礙的高劑量荷爾蒙來達到避孕目的，加上未核准的適應症不被允許在藥品說明書列載資訊，反而使婦女可能蒙受更多的藥品副作用。對於在現代日本的生活形態下引進RU四八六，某些學者有一個很有意思的說法：因爲許多夫妻一年當中可能沒有超過一、二十次的性交，這些婦女最適合使用所謂的事後避孕。這些性交頻率少的婦女，沒有理由讓她們終年服用口服避孕藥，也許一年要吃到兩百八十顆藥丸，如果有了美服錠，也許一年頂多吃十三顆藥丸。

總之，多數文獻顯示，無論在東西方國家，醫界呼籲讓藥物墮胎合法化的聲音，愈來愈強。

至於緊急避孕或性交後避孕，一九九五年著名的《赤胳膊》雜誌一篇社論裡的開場白，或許代表了最適當的見解：未曾使用的女人應該使用它，沒有此藥的國家應該有廠商來供應，沒有核准此藥上市的政府應該核准它。支持者認爲，廣泛使用性交後避孕，可以減少誘導性墮胎的次數，他們也強調「緊急避孕不是墮胎」的觀念，以及緊急避孕或性交後避孕能幫助解決意外、強暴、近親相姦或青春期懷孕等問題。連世界衛生組織所主導的研究，都在探討RU四八六做爲緊急避孕與性交後三日內避孕的療效，有學者建議世界衛生組織，把性交後避孕的諮詢與方法納入防範少年懷孕的工作內容。

做爲一位藥師，我主張，當人們明顯透過正確使用某一藥品而可以解決身體困擾時，醫藥主管機關沒有理由不去成全·，身爲一名女性，我更主張，當婦女明顯透過正當使用某一藥品而可以滿足生命期待時，社會其他成員也沒有理由不去成全。

（本文作者現爲和信醫院藥劑科主任）

序

黃思誠

能爲本書寫序是一件非常光榮的事，因爲作者是國際著名的大師，譯者也是大名鼎鼎的內分泌學權威。墮胎丸是台灣的熱門話題，但是談的人雖多，絕對比不上本書的作者，博琉教授。他是RU四八六的發明人之一。在本書中，他詳細談到其研究生涯，在發明RU四八六的過程中遭遇的困難，以及其人道關懷的胸襟，令人欽佩與感動。對於一些不爲人知的內幕，他也有所著墨。

RU四八六在國內尚未上市，大陸產品卻已泛濫，用於墮胎，影響婦女健康安全甚鉅。由於墮胎問題具爭議性，許多國家均未核可其上市，都因道德、宗教考量，而非質疑其安全性及療效。我國衞生署也同意開放進口，目前此藥已在國內醫學中心進行臨床試驗，不久應可正式上市。

博琉教授的著作有兩個版本，法文版的 *Génération Pilule*，以及英文版的 *The Abortion Pill*，而本書是從英文版翻過來的。雖然博琉教授寫得很淺顯，但是許多近代生殖醫學及內分泌學的基本術語，一般大衆仍是不易理解。幸虧本書的翻譯者不是別人，正是赫赫有名的張天鈞教授。張教授是內分泌學的權威，也是中華民國內分泌醫學會理事長，除了學識淵博之外，其文筆流暢，也是有口皆碑，他願意撥冗來翻譯最是恰當，不作第二人想。

我在第十三屆中華民國婦產科醫學會理事長任內（一九九六—九八），一直推動合法進口RU四八六事宜；一九九七年十一月三十日，也邀請博琉教授在婦產科醫學會做特別演講，因此與他有一面之緣。此書的付梓，可以揭開RU四八六的神祕面紗，也對法國好友魏延年先生努力促使中文版的出書感到敬佩，對台法間的學術交流與了解，也很有助益。

（本文作者爲台大醫院婦產科醫生）

中文版自序

RU四八六（原研發編號），又叫Mifepristone（化學名），以美服錠之名行銷上市。這是一種非常有效的藥物，不過，我們尚未完全明瞭它的潛力。美服錠的荷爾蒙和抗荷爾蒙的作用，非常強且具特異性。美服錠在生殖過程（從懷孕開始到生產和避孕）上有效，除此之外，我們應該繼續研究它是否能治療其他女性疾病，例如子宮肌瘤和神經系統的腫瘤。一開始，美服錠是用來幫助有意在懷孕第一階段即終止懷孕的女性，然而，就像本書所說的，美服錠的其它效用仍然在研究中，它對於若干疾病也許是有療效的。因此，我要寫一本書，講述這個非比尋常的藥的歷史。

這一本中文版的《RU四八六：女性的選擇，美服錠的歷史》之誕生，乃源於一九九七年末，我應當時中華民國國科會主委劉兆玄博士，以及婦產科協會理事長黃思誠教授的邀約，來台訪問。在那次來台演講後的晚宴上，我拿出此書的英文版當禮物，送給作東的主人。在座的台大醫院代謝內分泌科主任張天鈞教授自告奮勇，表示願意把書譯成中文，而大塊文化出版公司的郝明義先生則表示願意出版。

原始的翻譯稿很快就完成了，但我們都認爲，書應該要等到美服錠確定可以在台灣上市時才出版。

目前，美服錠已經在三個歐洲國家（法國、英國與瑞典）取得合法上市的執照，很快也將會在全歐洲上市。

我希望，台灣的社工人員、教育工作者和新聞媒體能幫忙推動美服錠。固然，盡早向青春期少男少女宣導避孕觀念是很重要的，但能夠從各家庭計畫中心和醫師那兒取得避孕用品，也很重要。假如能讓婦產科醫師參與「預防性藥物」的宣導工作，他們能發揮不可低估的正面影響力。

台灣的少女和成年女性，與許多國家的女性一樣，非要到遇上醫療方面的難題了，才會去看婦產科醫師。我們應該鼓勵女性，定期給自己的家庭婦產科醫師檢查，或至少在有性生活之後，就算好像沒有問題，也該定期看婦科醫師。

基本上，能在有關個人衛生，例如怎樣預防性病，和避孕等問題上提供建議的最佳人選，就是你的家庭婦產科醫師。台灣也許很快就會核准「事後丸」的上市，這藥物是「避孕失敗」的最快補救方法（在七十二小時內都有效）。一旦超過七十二小時，那麼，在嚴格的婦產科醫師控管之下，美服錠可能是最安全且不痛苦的解決方式，使用者不必承受身心的創痛。

我必須提醒不是醫師的讀者，注意美服錠包裝盒上面的說明：本藥不能處理子宮外孕，也就是胚胎不在子宮內，而是在輸卵管。在這種情況下，使用美服錠不會有危險，但也無效。子宮外孕是很危險的，只有手術才能解決問題；凡是在子宮外的受孕，都必須經由手術處理。

由此不難明白，美服錠必須在嚴格管制下使用。

另外必須提醒的是，與美服錠並用的藥物，例如前列腺素之一的 misoprostol，不可用在老煙槍和有心臟血管疾病的婦女身上。

一九九七年，台灣衛生署對於 Mifepristone 走私進口的情況已極爲關切。理由不只在於這是非法的，更在於這些走私進口的藥丸產地不明，台灣方面無法控制其品質。而且，更糟的是台灣的婦產科醫界人士也無法控制其使用情形：使用者自行施藥是一項危險的行徑；自行服用墮胎藥是不負責任的作爲，此乃公共衛生的議題。

所以，我向衛生署的工作夥伴和中華民國婦產科醫學會承諾，我一定盡一己所能，以便爲台灣進口在法國生產，經過嚴格品管的 Mifepristone——法華藥行並爲它取了一個中文商品名稱：「美服錠」。

在衛生署的許可下，法華藥行如今已取得台灣數家大醫院的同意，進行臨床試驗。這些臨床試驗都由一家台灣最具權威的中國化學製藥公司負責進行。相信不久我們的藥就可獲得許可證。

我更樂意在此指出，台灣和法華藥行意外成爲媒介，促使我重拾並增進與 Exelgyn 藥廠總裁沙基茲（Sakiz）博士的友誼。在本書中，讀者會不時看到沙基茲博士的大名（在開發美服錠的起起伏伏過程中，沙基茲擔任胡梭—烏克拉藥廠的總裁）。

雖然我對台灣的社會和醫療情況不是非常熟悉，我仍懇求中文讀者容許我在這篇序裡，就「終止早期懷孕」方面的「台灣情勢」略抒管見：

沒有人知道確切的數字，但台灣每年的墮胎案例可能超過四十萬件，比生產的數目還高。這是很高的數字；就人口比例而言，比法國還要高出六倍。對於這種驚人的數字，我們的解釋是：台灣性教育與避孕教育的水準，和台灣社會性自由的程度是無法搭配的。我們直接想到的這個解釋，可以說明十幾歲少女少男的情況；不過，我們也知道，台灣已婚婦女要求墮胎的案例也很多。這顯示避孕教育的宣導對象並不只限於青少年，成年婦女也需要，一般成年男性亦然。

我在巴黎所理解到的在台灣因使用RU四八六所發生的意外，原因，大概可歸諸三種因素：不適用 misoprostol 的禁忌症、子宮外孕，以及產地不明的 Mifepristone。

這本書不是給醫學系學生的手冊，這篇序也不是什麼足以快速解答問題的速讀卡，用來處理婦女和他們的婦產科醫生之間要討論的諸種問題。我要在此結束這篇序文，並再次藉此機會感謝所有協助將美服錠引進台灣的人，特別是我所有的台灣友人、中華民國婦產科醫學會，以及衛生署的官員。

譯者序

民國八十六年十一月二十九日，本書作者博琉教授在國科會國際合作處的安排下，到台大醫院演講他的重要發現，DHEA，並於十一月三十日，對中華民國婦產科醫學會演講他的另一項重要發現，RU四八六。

由於博琉教授是內分泌學家，在內分泌學的研究方面，對生育控制又有很大的貢獻，因此，國科會於十一月三十日在西華飯店的晚宴，除博琉教授外，也邀請我、婦產科醫學會的理事長黃思誠教授，和國內一些內分泌學家參加。

在聚會中，博琉的法國朋友魏延年先生，提起把博琉教授的「墮胎丸」一書翻譯成中文出版的事情。本來想請黃思誠教授負責，由於他工作繁忙，而我又對醫學史十分有興趣，因此自告奮勇，接下這個工作。當時國科會還認爲我怎麼有空翻譯。經過大約三個月不眠不休的努力，甚至出國休假時，亦在飛機上和旅館中繼續工作，最後終於完成。

這一本書不僅讓我了解一個偉大藥物發明的歷史，對於世界的衝擊和影響，也是我們做醫學研究者很好的榜樣。

我在台大醫院擔任「人與醫學」的開課和授課老師，講授醫療發展史，讓學生瞭解人類對抗疾病和解決重大醫學問題的經過。我想，這本書是很好的教材，值得我們的醫學生和醫學研究者參考和深思。除此之外，這本書也可供大衆瞭解內分泌及生殖醫學的知識、讓政治家瞭解人口問題，讓宗教家深思，因此本書的影響應是多方面的。

張天鈞
於台大醫學院內分泌研究室

第一章　抗懷孕的權利

醫學的任務在於幫助人類，
但爲什麼，
每年要有二十萬名婦女因缺乏較好的醫療方法而死亡？
如果科學已經能提出改善之道，
爲什麼婦女想把她所不要的懷孕終止時，
還必須接受疼痛和懲罰？

三百萬隻精蟲追逐一個卵子，這種人類原始的賽跑，對我們而言仍然充滿了神祕。這個競賽在顯微鏡下放大來看，像星球的移動一樣充滿了戲劇性。當精子穿透卵子時，就像扭轉的龍捲風掃進月球表面。在象徵意義上，這代表新的生命；就科學而言，這是開始的開始。

從排卵到生產的最後一次陣痛，整個過程是一種沒有間斷的連續過程。每個月都會有一個被滋養細胞（輻射冠）圍繞著的卵子，自卵巢跑到輸卵管。子宮頸和子宮會分泌黏液，而在子宮頸的黏液中，有一條細如髮絲的隧道，精蟲便由此穿過去。

精子在幾個小時裡可以行進十五公分，它靠尾巴來推動，能量來自粒線體。許多精蟲根本沒有進入子宮，有些則跑入錯誤的輸卵管，有的在半途死掉，最後大約只有兩百個精子靠近卵子。

這群精蟲在卵子表面敲擊，但要到精蟲的頂體打開後才能穿透。這個酵素囊（頂體），幫助精蟲的頭經過滋養細胞和卵子透明帶構成的柔軟表殼。在數小時的探索以後，頂體變薄，卵子也變得容易讓精子進入。這時，只有一隻大約零點零零五公分的精蟲可以與卵子的內膜融合，然後鑽進細胞漿，使卵子受精。

有些人認爲，「受精」就代表一個新生命加入世界，認爲精子和卵子的結合就像愛的行動，有愛才有這種結合。這種羅曼蒂克的說法，著實讓人感動。但是我們科學家明白，在精子和卵子初結合的時候，什麼事都還沒有發生。因爲當精蟲們的賽跑結束，另一項障礙賽就又展開了。

從受精卵到原條

當精蟲的尾巴脫離之後，富含基因的精子頭部，在幾小時內會和卵子的相對基因結合。每隻精蟲都不一樣，一隻可能帶有足以造就出一位莫札特的一半基因，另外一隻可能產生變型。最後結果如何，全看是哪一隻精蟲進入卵子。

卵子也很特別；它與卵巢中尚未釋放出來的卵子不一樣。精子和卵子形成二十三對染色體，其中的第二十三對染色體，X來自母親，另一個X（形成女性）或Y（形成男性）來自父親。母親與父親的基因經過減數分裂才形成精細胞，即卵子和精子。由於減半再組合會產生複雜的重組，而每一個染色體有十萬個基因，因此，出現同一種組合的機率爲十的兩千次方分之一。

在性交兩天以內，基因的組合在受精卵（或稱合子）內已經完成。合子有百分之五十以下的機會可以存活下來，其他則會排出體外而不會懷孕。有些合子會分裂，表示可能變成雙胞胎或多胞胎。有些則演變成腫瘤。這時，就決定了小孩將來是奧林匹克選手或先天畸型。

隨後事情快速發展。合子會被輸卵管的纖毛推入子宮，輸卵管的收縮也會幫助它移動。全部行程大約需要三天。在這段時間內，合子變成十六個細胞的桑椹體，當桑椹體到子宮以後，再分裂成大約一百個細胞，相當於針頭大小。這時它是原始的胚胎，或稱胚泡。

胚泡在幾天內會變成像小汽球一樣，然後把保護它的透明帶脫掉，而植入子宮頂端。胚泡會伸出帶有糖分子的小脚，與子宮壁類似成分的分子連接起來，將胚泡固定。

助孕酮這時發揮作用。它是由膽固醇製造而成的類固醇荷爾蒙，由黃體分泌。黃體則是排卵時產生的卵巢細胞所形成的。助孕酮在懷孕時所扮演的角色，正如其名。

在胚胎植入子宮前，助孕酮可以使子宮內膜加厚，讓胚泡更容易附著。當胚泡附著以後，它可以製造人類絨毛膜性促素，進入女性的血液中，強化黃體的功能，於是會有更多的助孕酮分泌。此外，助孕酮也可作用在腦子，藉以抑制排卵。當胚胎發育成胎兒後，胎盤可以分泌更多的助孕酮，讓子宮穩定，比較不會收縮，可以保護胚胎不被排掉。

在受精的十四天左右，胚泡會形成一條小淺溝，表示不會再分裂成雙胞胎，這稱爲原條。在子宮內所發生的這些事情，有的女性說她們直覺上會知道，大部分人則是月經過期了才注意到，必須做荷爾蒙試驗才能確定。就生物學而言，父親已經完成他那部分的工作，隨後的過程在母親體內進行，她必須決定接下來怎麼辦。

祝福，或詛咒……

道德上的困境，和生理上的選擇一樣，也從這個時候開始。孕育新生命是一項奇蹟，其中涵括了愛、家庭的安慰和人類的延續等意義。有些宗教視此爲神聖，而哲學與文學家思考其更深遠的意義。對女性來說，世間鮮少能有其他事情像懷孕一樣讓她兩眼發亮，感覺快樂。

不過人生本身一如懷孕過程一樣複雜。懷孕本是美好的事，但在一個人口接近六十億，而且有貧窮、疾病和性暴力存在的世界，懷孕可能反而變成一種詛咒。沒有人可以替女人做決定，但科學可以幫她達成她的決定。如何讓女性擁有新的選擇，是我二十多年研究所追求的目標。

胚胎迅速發育，在受精第五個星期時，形狀像新月，大約有一公分長。這時看起來像一隻奇怪的動物。從腦子到尾巴的突起，呈現彎彎的樣子。胚胎的心臟將血打至肝臟。在三個多星期時，重量還不到二十八公克，而且只有四公分左右長，但所有的器官都已定位。在十二星期時就可以叫作胎兒。

這時腦子的發育還相當原始，但胎兒已經可以稍稍運動，而且對刺激有所反應。在四個月以後，他好像開始測試自己的身體，這時母親會感覺胎動。七個月，胎兒可以睜開眼睛，彷彿想尋找一條出路，在九個月時就眞的找到了。

流產的方式

重擊可以將胚胎或胎兒逐出子宮。的確，有些不甘心懷孕的媽媽，巴不得把胎兒趕出身體。爲達此目的，古時候的人有時會用可怕的方法，例如原始的部落使用兇猛的紅螞蟻。從古至今，想墮胎的女人可能會求助於民俗療法，例如毒粉或肥皂水，有時也用木棍或鐵絲這種器械。早期的醫學想要改進流產的方法，但都沒有一項是很安全的，大部分會痛，而且全部都有傷害性。

現今，在懷孕的頭三個月時做手術流產是安全的，但仍然有傷害性。在世界許多地方如果要墮胎，通常會作擴張和刮除手術。女人躺在產台上，將雙脚踏在馬蹬般的脚架上，醫生用一系列的金屬棒，口徑由小而大，把子宮頸張開，而且因爲疼痛，所以需要麻醉。當子宮口夠大時，醫生會用一支類似湯匙但邊緣銳利的刮匙將胎兒刮掉。

在醫療衛生情況良好的地方，這種手術是十分安全的，不過在開發中國家，特別是在認爲墮胎違法的地方或不合法的診所，危險性相當大，因子宮容易被穿破，也容易造成感染或不孕。在第三世界國家，每三分鐘就有一位婦女因此死亡。

全世界總計每年有五千萬次以上的墮胎，一半是不合法的。世界衛生組織（ＷＨＯ）估計，每年有二十萬名婦女因此死亡。在某些國家，百分之五十的母親死於不安全的墮胎，而在統計上，每一位婦女死亡，就有另外二十至三十位遭受感染或子宮破裂等，而且持續的受傷常常導致不孕。心理上的傷害更是無法估計。

在墮胎不合法的地方，醫生會選擇更原始的方法，有些人會將一支棍子插入子宮直到胎兒流掉，這會造成大出血。有些人會在腹部做劇烈的按摩，導致瀕臨流產，醫生不得不將胎兒拿掉。

現代比較常用的方法是吸引術（譯註：在台灣俗稱月經規則術），這若在懷孕的頭幾個星期施行，是很簡單的。醫生將一支細細的銀質吸管經過子宮頸插入子宮，而不需要作擴張手術，在正確的定位以後，就可把胎兒自子宮壁吸掉。

理論上，一個女人可能是在早上八點鐘到診所，做完手術後休息一小時，然後離開診所，不再想懷孕這件事。但不是每一次都能夠這麼幸運，可能會因殘餘的組織而出血，或者因為手術時穿透子宮而劇烈疼痛。有時也會發生感染，嚴重時導致不孕。即使整個醫療過程都沒有瑕疵，也很少有女人能不在乎。任何器械性的墮胎都是一種侵犯，身體上可能因手術留下疤痕，心理上則是對女人身體最深處的侵犯。

只有知道自己的子宮裡有一枚胚胎進駐的人，才會曉得自己到底是充滿希望，或對即將來臨的生產有著深深的恐懼。從懷孕的第一個月起就會疲勞或不舒服，充滿了希望的媽媽，會因期望新生命的到來而忍受這些不適；不想懷孕的婦女，則覺得世界幾乎要崩潰。政客和牧師都拿墮胎一事借題發揮，對婦女設限，並界定何為生命的開端。他們的定義可能是獨斷的或情緒性的。醫生同意，懷孕始自受精卵植入子宮，但沒有人能說，究竟是在什麼時候發育成「人」。在原條形成後，一直都有穩定而連續的發育。

「受精後一定會變成人」這種觀念，在科學上是不正確的。在合子尚未穩固著床於子宮之前，很多事情都可能發生。一半以上的合子由於先天異常可能自行流掉。我們不了解什麼階段開始形成「人」，我們可能永遠都不會知道這個答案。

任何墮胎都代表失敗——它代表想要扭轉情況、糾正錯誤或抹去一樁事實。如同澳洲一位生育專家蕭特（Roger Short）所說的：「墮胎就像貧窮，沒有人喜歡，但它始終存在。」對我而言，這明顯是一種挑戰。醫學的任務在於幫助人類，但為什麼每年要有二十萬名婦女因缺乏較好的方法而死亡？如果科學已能提出改善之道，爲什麼婦女想把她所不要的懷孕終止時，還必須承受疼痛和懲罰？

我身爲一個科學家，畢生研究荷爾蒙，我知道有一種比較好的方法。我們可以採用自然的方法，改變那讓懷孕過程穩定的荷爾蒙，以此中止懷孕，而不必用尖銳的搔刮器和吸管來破壞懷孕。

這種方法，就是RU四八六。

全新的生育控制法

RU四八六是一種荷爾蒙拮抗劑，它是一種有力的小分子，可以干擾荷爾蒙的訊息，它的對手就是助孕酮。我與一群化學家和藥理學家，於一九八〇年在法國羅曼維勒的胡梭-烏克拉藥廠（Roussel-Uclaf）研究室，製造出RU四八六，這是此藥在藥廠實驗室的編號，正式上市後，藥名叫「美服錠」(Mifegyne)。當時我們心中想的不只是墮胎而已。

類固醇荷爾蒙是調節生育、新陳代謝和身體對壓力反應的激素，荷爾蒙拮抗劑則是對抗荷爾蒙的活性，而我研究的關鍵，乃是尋找一種可以對抗生殖週期中助孕酮的物質。

剛發明出美服錠時，我就曉得，在控制生育的方法上已有了嶄新的突破，也知道我們已經發現了一種化學構造上類似助孕酮的物質，它可以阻斷腎上腺皮質類固醇荷爾蒙的活性。這在治療疾病上有深遠的意義。

美服錠的詳細作用機轉是很複雜的，但其原理很簡單。荷爾蒙是傳導物質，若其活性被阻斷，訊息也就喪失。這就像截斷無線電的信號一樣。

荷爾蒙只有與細胞上的接受器結合時才能發揮作用。一旦知道其接受器，科學家就可以製造抗荷爾蒙來與之結合。這時雖然荷爾蒙繼續正常分泌，可是已找不到接受器可以結合，因而無法發揮作用。美服錠與助孕酮接受器結合，阻斷了助孕酮的作用。

換一種方式來比喻可能更清楚。荷爾蒙就像鑰匙，接受器就像鎖，美服錠是一支假的鑰匙，它插進鎖孔中，但無法發揮作用。助孕酮雖然是正確的鑰匙，卻因無法進入鎖孔而不能打開鎖。

沒有助孕酮的作用，懷孕過程便無法繼續。若沒有助孕酮使子宮肌穩定下來，子宮會開始收縮，子宮頸變寬變軟，開始出現如月經一樣的流血，豌豆般大小的胚胎會自身體排出。

我們還可以用另一種叫前列腺素的天然荷爾蒙來幫助流產。在給予美服錠後，再使用少量的前列腺素來幫助子宮收縮，於月經應該來而沒來的五週內，墮胎成功率超過百分之九十五。若不成功，還可以選擇別的方法。

美服錠的用途不僅如此。在月經週期的後半段服用，會干擾助孕酮，使子宮流血，這樣即使受精，合子也無法著床。它也可做爲口服避孕藥，在月經週期時抑制排卵。

記者在寫頭條新聞時，常把美服錠稱爲「墮胎丸」，事實上，它對於不想懷孕的母親並沒有施行手術或造成傷害，因此，美服錠其實應稱爲「不懷孕丸」比較恰當。

更正確地說，美服錠是我所謂的「抗懷孕劑」。避孕是防止受精，墮胎是去除胎兒，抗懷孕介於其間，它在受精卵植入子宮或懷孕早期對抗懷孕。在著床以後使用美服錠，可以終止懷孕，若早一點服用，其效果就如事後丸（做愛後馬上服用以防止懷孕的藥物）一樣。

迄今，法國已有超過八萬婦女服用過美服錠，英國和中國大陸也已核准使用，其它國家將陸續跟進。在法國，美服錠只在家庭計畫中心使用，醫生要對婦女詳細解說整個過程，讓婦女在家裡將胎兒流掉。

最近對前列腺素的研究，使得事情變得更簡單。這項技術最初被引進時，婦女在服藥四十八小時以後，必須回來注射或使用塞劑的前列腺素，這時可能發生疼痛性痙攣。即使如此，曾經接受過流產手術和美服錠的人當中，超過百分之八十的女性比較喜歡美服錠。進一步的臨床試驗顯示，服用少量的前列腺素可以達到相同的效果，而且比較不痛。

最終將會出現一種藥丸，它含有美服錠的成分和前列腺素（但其藥物釋放時間受到控制），使得墮胎簡單而嚴肅。不過即使科學已經很完備，女人不論是在受孕後多久，若下決心要墮胎，都不是件容易的事。

不只是抗懷孕

在美服錠問世的這十年裡，反對墮胎的極端人士仍然辱罵美服錠爲「死亡之藥丸」。但每一年都有新的研究顯示，美服錠可以保護生命。醫生利用它來進行治療性的流產，讓母親不要懷有殘障或罹病的胎兒。在難產時也可幫助避免動用帝王切開術，讓新生兒有較高的機會存活下來。

除了在生殖醫學方面的應用以外，美服錠對於治療乳癌、無法開刀的腦瘤及庫欣氏症（Cushing's Syndrome，一種腎上腺皮質類固醇過量的疾病）也有幫助。而在子宮內膜異位、壓力、嚴重燙傷和青光眼的使用，也都在研究當中。未來的研究可能顯示，美服錠對於免疫方面的疾病如愛滋病有作用，而且對於更年期的一些症狀也幫得上忙。

一九六〇年代，美國生化學者平卡斯（Gregory Pincus）發明口服避孕藥，可說是一大革命。我相信這是第一個可以改變人類行爲的醫學發現。美服錠則是第二步。它的作用範圍，在口服避孕藥與傳統的墮胎之間。美服錠這種抗懷孕丸，可說是第二代的避孕丸。

我一直是醫師，始終懷有治癒病人的崇高理想和任務。但如果一直是全職的臨床醫師，我便沒有時間去發明和實現夢想。因此一開始，我就選擇當研究科學的醫師。

當美服錠的概念成形時，我深感震顫般的喜悅，不僅因爲我的身分是醫師兼科學家，也因爲我相信，每個個體在社會上都有一個角色，而美服錠可以發揮雙重效用：其一，幫助女性保有健康和維護家庭；其二，幫助人類對付人口爆炸的危機。

生育控制是人類處境的核心問題。每一個人根據自我價值觀和情感，對此自有看法。就我而言，身爲三個小孩的父親，八個孫子的爺爺，我並不喜歡墮胎，但也不認爲女人應該喪失最基本的權利。

激勵平卡斯發明口服避孕丸的桑格女士(Margaret Sanger)說得好：「女人若不能擁有並掌控自己的身體，就不能算是自由。」有了美服錠，女性可以掌控自己的身體，決定自己要生幾個小孩——這很重要，因爲正如法國詩人阿拉貢(Louis Aragon)說的：「女人是男人的未來」。

科學本身不能解決事情，它只提供方法，讓人類利用這些方法來解決難題。美服錠是讓我們達到共同目標的方法。它可以改變我們對生育控制的看法，也可以取代手術墮胎。聽來弔詭，但墮胎丸甚至可能有助於在二十世紀末消除墮胎。

第二章　女人的道德財產

從一開始，

爭取讓RU四八六進入市面的過程就充滿困難。

不過，從法國政府核准了此藥申請案的那一天起，

這項以「美服錠」之名上市的藥物，

已成爲女人的道德財產，

而不只是任何一家藥品公司一己的財產。

一開始，美服錠是悄悄溜進世界的，法國的科學界根本沒有受到騷擾。然後，藥丸和我突然間成爲國際媒體的中心。從一九八二年四月十九日我第一次在法國科學院發表報告那一刻起，這個彼時代號爲RU四八六的藥，便坐上了政治的雲霄飛車。

一開始，當藥要開始做臨床試驗時，我選擇了日內瓦的坎同納醫院。瑞士方面提出要求，說這個試驗必須經過倫理道德委員會審查。倫理道德委員會是由一群公民組成的——不屬於醫學與科學界的人，對這藥會有何反應，我不知道，會不會落入政治性的考量，我十分憂慮。當時法國還沒有這類型的委員會。

不過，我知道我可以信賴何爾曼（Walter Herrmann）。何爾曼過去在擔任西雅圖華盛頓大學醫院婦產科主任的六年當中，經常公開演講，論文也相當多。他到日內瓦大學擔任婦產科主任後，我與他往來相當密切，也很欣賞他的冷靜與醫術。他的能力足堪勝任如試用RU四八六這種必須細心進行的工作。

何爾曼把RU四八六給十一位懷孕六至八週的婦女服用。四天後有九位流產，有兩位失敗，經過吸引術後才完成流產。平時何爾曼保守又含蓄，但他打電話告訴我這項結果時，難掩興奮之情。

從這個試驗已經知道，RU四八六可以迅速達到終止懷孕的效果。此外也顯示有其他潛能，但仍待證明。我和同事把論文寄給法國科學院的正式期刊，《領悟》（*Comptes Rendus*），也準備做正式口頭報告，但有一個問題。我由於先前在類固醇荷爾蒙的研究成就，被推選爲科學院院士，不過這時候還不是正式的一員。只有正式院士才能在《領悟》發表文章。法國科學院延襲法皇路易十四時代的做法，必須由法國國家元首核准新的院士，而當今法國總統要到晚春才會看到名單。

非會員必須經由會員才能投稿。我去見巴納德（Jean Bernard）教授，他是白血病專家，也許也是法國最受敬重的科學家。就是他向科學院提名我。彷彿苦修者的巴納德，偶爾出言銳利，雖然有點瘦高，外表看起來卻很顯眼。當時他已年近七十，是我幾十年的良師益友。

巴納德答應資助我們的發明，並讓我們借用他響亮的名聲。由於他了解我們的發現有多麼重要，因此認為，由我自己口頭介紹RU四八六比較好，也才能回答問題。他把這個構想向科學院的管理委員會提出，管理委員會也同意了。

法國科學院冷淡以對

這是令人提心弔膽的期待。科學院的每一位院士都是自己領域中的頂尖高手，有些是生物學家或醫師。大廳圍繞著法國最傑出的哲學家、作家、藝術家和科學家的雕刻胸像和肖像畫，氣氛莊嚴肅穆。

令人窒息的四周，散發出傳統的味道。音響的效果很糟糕。旁邊有一個小銀幕供放映幻燈片用，在這個空間裡顯得唐突。我吸著三百年的灰塵，腦中閃過幾個醫學和科學前輩的名字：法國化學之父拉瓦錫（Lavoisier）、動物學家波納巴帖（Charles-Lucien Bonaparte）、微生物學家巴斯德（Pasteur），然後我專心做報告。不過，聽衆們看起來好像沒有特別反應。因爲專利的關係，我只能報告RU四八六的部分構造，好幾個月以後才能正式對外發佈消息。我在報告的圖中，用灰色膠布貼在化學結構式的兩個附加物上。雖然我給了學院一個密封的信函，裡面記錄了完整的結構式，但我這種表現方式看起來很神祕，因此激怒了一些會員。

我的報告沒有引起什麼興趣。科學院的常設秘書柯利爾（Robert Courrier）口氣也不佳。柯利爾是一個很複雜的人，他有農夫般強健率直的外表，但對於他所處的領域內的政治力量，有著精明的反應。

柯利爾瞄一下我的報告主題：新藥在荷爾蒙接受器的抗助孕酮效果及其突破，冷冷評論道：「這只不過是墮胎，沒有什麼。」

從他的反應可以看出來，對於我們把先進科技運用在這麼一個需要審愼處理的人類問題上，科學院會員們感到不安。不管這是不是科學上的突破，墮胎本身就不是什麼好東西。我並沒有想到會遇到這個難題，但我日後會再度面對它。提到生殖科學時，很難不考慮到政治、道德和倫理，大至社會觀念，小到個人偏見。

這是可以理解的，因爲墮胎事關終止生命。就某些人而言，這問題在本質上就是對立的，因爲墮胎是對於生命的不敬——而一般人和醫生一樣，都尊重生命。但那天我有意只專注於解釋臨床試驗結果，不談女性的人權或抽象層次的問題。

後來巴納德半開玩笑提醒我，幸好我在去科學院報告之前就已被提名為院士。這是很奇怪的感覺，一方面因在荷爾蒙二十五年的研究成果被同儕讚許，卻也因此受攻擊。我的科學發現，引發了政治性的尖刻爭論。

引起媒體注意

法新社的記者把我的研究結果登在法國《自由早報》的頭版頭條：「星期一，在科學院發表調節女人週期的新方法，意謂現有的避孕和墮胎方法可能有重大改變。」

同一天早晨，《紐約時報》科學版的第一頁，有一篇耶德（Richard Eder）的文章：「法國頂尖生化學家發明出一種新的避孕丸，只需在每次月經週期的末尾四天服用，不像現在必須服用三星期。」耶德寫道：「博琉博士的研究結果仍受到壓抑，但在美國和其他地方，幾位頂尖專家已經感到興趣。」不久，我的朋友偷偷告訴沙林格（Pierre Salinger）這件事，沙林格帶著一組ABC電視公司的工作人員來採訪。其他電視公司紛紛跟進。吉洛德（François Giroud）在義大利米蘭的報上寫了一篇精彩的社論。我在巴黎近郊的比謝特（Bicêtre）醫院的辦公室，像是個選舉夜的競選總部，一大堆電視和新聞記者圍著我發問。

美聯社將我的發現向世界各地的報社發佈。就像《紐約時報》一樣，美聯社也報導在月經週期末尾服用藥物。

從那時起，隨著RU四八六的見報率愈高，它的未來也漸漸成形。如果沒有新聞報導的話，這個新發現可能只被當成一椿科學上的有趣小發現而已。新聞記者很快就了解藥的意義，但他們在報導時必須把解釋盡量簡化，因此有時不免會歪曲事實，造成了民衆的混淆。無論如何，新聞界的反應是正面的。

細心的新聞記者注意到其潛能，例如法國《世界報》的蘭白特（Claudine Escoffier-Lambiotte）就提到：「RU四八六在懷孕早期終止懷孕，比吸引或搔刮較不具傷害性，也比大量的前列腺素或動情素（事後丸）較無毒性。」

有些報導持懷疑的態度，有些則感興趣。例如法國《新觀察報》寫道：「人類急切期待這神奇的藥丸。」此報並且引用勞迪（Yvette Roudy）的話，把我和巴斯德相提並論。又如一份雜誌裡有篇文章，標題爲「精彩。但是……」，提出RU四八六的限制，稍抑一片溢美之詞。

世界衛生組織和其他國際組織都注意到這件事。RU四八六引起了道德、宗教和政治上的爭論。這是好事，證明這藥不只是實驗室的發現，它是有實用價值。

擁有這個藥的廠商胡梭-烏克拉藥廠，很注意每一件有關RU四八六的爭論。這個藥的原始編號爲RU三八四八六，也就是他們公司的化學家自一九八〇年以來所合成分子的總數。很多發明看似有前景，但公司必須評估每一項產品，最後只有一小部分能夠在醫學上應用。

胡梭-烏克拉藥廠以政治上的審愼態度著稱。公司的老闆不喜歡爭論。德國赫司特（Hoest）藥廠也參與了投資，他們更是小心。身爲龐大的多國公司，赫司特藥廠做了多方面的考量，以確保他們的權益。

而我與RU四八六純粹只有科學上的關聯。我是南巴黎大學的教授，法國國家科學與醫學研究院的一個研究單位主任，這單位相當於其他國家的國家級衛生署。我也是胡梭-烏克拉藥廠的兼職顧問。在他們贊助下所完成的研究，完全屬於該公司。

我與胡梭-烏克拉藥廠的合作，双方都有好處：我可以使用該公司的實驗室及設備，他們從我的觀念和發明獲利。每個月我拿到微薄的固定酬勞。胡梭-烏克拉藥廠也許會由某一種產品賺到錢，可是我不會。如果因爲試驗我構想的某種藥品而花錢，卻沒有結果，我也不會有什麼損失。這樣，我能自由做研究，表達我心中的想法，也能發揮對藥物的關注。

胡梭-烏克拉藥廠的總裁沙基茲（Edouard Sakiz），以前也是荷爾蒙的研究者，他對RU四八六這個藥物覺得很緊張，他曉得這是燙手山芋。

沙基茲不忘記任何朋友，也不與敵人決裂。他極有效率，也是電子迷。他的辦公室像華麗的藝術館一樣有條不紊。我第一次遇到他是在五〇年代末期，當時他是土耳其來的博士候選人，也是柯利爾的學生。柯利爾與當時在巴黎工作，後來拿到諾貝爾醫學獎的基列明（Roger Guillemin）吵架。後來基列明搬到美國的休斯頓，沙基茲也跟進。然後沙基茲回到法國，任職於胡梭-烏克拉藥廠。

胡梭-烏克拉藥廠的其他領導者是幾位科學家和商人，各有各的人生哲學。我去科學院報告之前，他們已在討論如何做臨床試驗，如何取得執照和行銷這個新產品。在這個風暴之後，大家明白，這不再只是公司事務而已，世界正緊盯著他們。

釐清「抗懷孕」的概念

這時，大衆對RU四八六免不了仍有疑惑，一來因爲我的說明不夠清楚，二來也因爲新聞記者趕著報導，只好自己研讀科學論文，而無法向我提問。有人把RU四八六當成事後丸，有人則認爲它是用來防止排卵的。兩者都不盡正確。

研究顯示，在月經週期的末尾服用RU四八六，可以誘發月經，在受精卵植入子宮前把受精卵沖掉。婦女若懷疑自己可能懷孕，可以利用它來終止懷孕。因此廣義而言，它也有事後丸的作用。

但事情不那麼單純。雖然在月經週期末尾服用，有百分之八十的機會可以預防懷孕，但臨床上只有偶爾使用才可靠。RU四八六可以影響下一個週期的時間，減低下個月避孕成功的機會。即使月經十分規則的婦女，如果週期改變，任何按月服用荷爾蒙來避孕的方法就會失靈。進一步的研究認爲，RU四八六最後可以克服這個障礙。

如同前面我所說的，這種調節月經的新方法，既不是避孕丸也不是墮胎丸。它是抗懷孕劑，不會阻止受精，但可以於懷孕前作用，即胚泡附著在子宮並開始發育前。剛懷孕時亦有用。

「抗懷孕」這字眼對許多人而言，也許有點拗口，不過它代表一種大家比較不清楚的生育控制。如下頁圖所示，目前有許多種常用的方法，但大家不一定了解其作用機轉。例如子

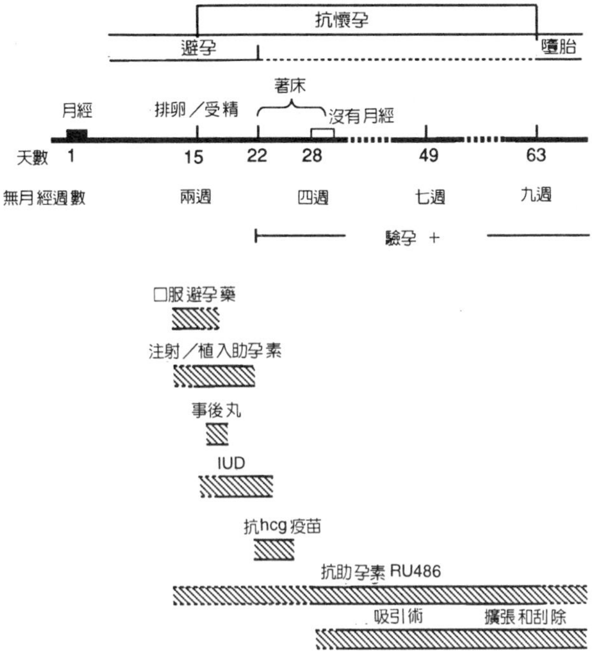

避孕、抗懷孕和墮胎

生育控制的技巧，依使用時間不同，有的是防止受精，有的是終止懷孕。本圖顯示幾種方法，並依照避孕、抗懷孕和墮胎來分類。這些方法的使用時機有些重疊。

避孕，通常指防止受精，但有些專家認爲，只要是沒有完成著床，皆算避孕。而墮胎，對於許多生物學家而言，意指受精後所採用的任何方法；就醫師而言，僅指著床以後所用的方法。大部分的方法有幾種作用方式，例如口服避孕藥不一定都是抑制排卵，也可能是作用在子宮內膜，使受精卵無法著床，其作用是在排卵後。

而抗懷孕是從第十五天起，即受精後至第六十三天，即可用美服錠來終止懷孕的期限。這段時間橫跨了其它用在排卵後避孕方法的時機。本圖以斜線顯示方法，實線顯示該方法最有效的時機，點線顯示這時該方法也有些許效果。

宮內避孕器就是一種雙重的抗懷孕物，它可以防止精子進入卵子，並防止受精卵在子宮著床。RU四八六在化學上剛好具有這兩種作用。

所謂的月經規則術，也就是在合子著床以後做眞空吸引術，可以算是一種抗懷孕法。醫生喜歡在最後一次月經來後八週做這種手術（也就是月經晚了四星期沒來）。在此之前胚胎很難定位，因此不容易做眞空吸引術。RU四八六就比較有效率，因爲不論有沒有懷孕，這九星期當中隨時可以做藥物月經規則術。

就我的感覺而言，RU四八六在頭幾個星期讓著床的胚胎流掉，也是一種抗懷孕，但語意有所不同。我們在科學院期刊的報告當中，稱它爲「不必使用器械的墮胎」。

對於可以避免外科傷害的藥丸而言，墮胎是一個刺耳的名詞，而這只說明了RU四八六的作用之一。不過，墮胎這詞兒可以突破大家漠不關心的障礙，人們對這詞比較會有反應。吵得很兇的惡意批評者卻剛好幫助了我們，經由他們搖旗吶喊，大家了解得更多。

美國與世界衛生組織的初步反應

美國新聞界分不清避孕和墮胎的差別，更不理解抗懷孕的概念，他們把這些一概籠統稱爲生育控制（birth control）。但美國方面的反應很熱烈，專家繞著我們的發現大談特談。早期的支持者裡，有一位洛克斐勒基金會人口計畫的主席希格（Sheldon Segal），他也是紐約人口委員會的前任主席。

希格爲人溫暖熱誠，思路十分清晰，很能推動活動。他身爲政治人物，鼓吹新的避孕方法不遺餘力；他亦是生物學者，做起研究精力旺盛，連假期都拿來觀察小動物的生殖行爲。

那時候，他正忙著研究一種可做爲男性避孕的中藥草，Gossypol，以及一種後來美國在一九九〇年通過的，可植入女性體內來避孕的藥物，Norplant。但他很快投入RU四八六中。他在義大利的貝拉吉歐安排了一次研討會，地點在洛克斐勒基金會借給學者住的別墅裡，後來並把開會內容編輯出版。

世界衛生組織的官員也表示了濃厚的興趣，有些人是受到媒體的刺激所致。凱斯勒（Alex Kessler）和我結交十五年，在聯合國內擁護RU四八六。凱斯勒是行動派，一位可愛且處世悠哉的美國人，精力充沛，不喜歡妥協。

凱斯勒主導世界衛生組織的人類生育研究、發展和訓練的特殊計劃。此機構成立於一九七二年，宗旨在於協調和評估人類生育方面的研究。它的經費來自北歐國家、加拿大、世界銀行和其它贊助者的捐贈。凱斯勒想要建立RU四八六的國際試驗網路，我知道他能避開世界衛生組織官僚體系的干擾。

胡梭-烏克拉藥廠的沙基茲，對世界衛生組織的態度很滿意。當然，RU四八六必須經過大規模的試驗才能獲得信賴；必須經過藥廠外的專家觀察和評估。沙基茲沒有把握自己一定能說服公司爲這種昂貴且具爭議性的試驗尋找經費。沒想到，世界衛生組織不僅要爲這個藥背書，還願意爲臨床試驗付錢。

凱斯勒也很高興有藥品能做試驗。他一直想做有原創性的研究計劃。他的科學家團隊身負特別任務，急著想對人類生育這方面有重大貢獻。

一九八二年，胡梭-烏克拉藥廠與世界衛生組織簽訂協定，讓已開發和開發中國家的醫生，在各種情形下評估這個藥物。如果以後第三世界公共衛生機關要使用這個藥物，他們也願意降價。這樣不僅可以提供進一步的研究，也可以爲引進RU四八六到貧窮國家鋪路。

合約中有一項條款讓我吃了一驚。此條款載明，在某些「萬一狀況」下，即使世界衛生組織的會員國之一想要用使用這個藥，胡梭-烏克拉藥廠也有權決定不發展這項產品。藥廠同意直接供應RU四八六給國際組織，或讓渡權利給另一家藥廠。

我問沙基茲（他是我多年的朋友和親密的同事），爲何藥廠願意放棄這麼有價值的東西？他回答：「你絶對不會曉得的。」我花了很久時間才了解他謎樣的微笑所隱藏的含義。

在美國，由福特及洛克斐勒基金會所支援的非營利研究機構「人口委員會」，與胡梭-烏克拉藥廠簽訂協定。這個協定讓委員會有權利進口RU四八六至美國做大量試驗。如果RU四八六得到美國食品藥物管理局（FDA）核准，便可經由像家庭計劃這種公立非營利機構來發行。

美國食品藥物管理局同意人口委員會的醫務主管巴丁（C. Wayne Bardin），在洛杉磯的南加州大學做RU四八六的墮胎臨床試驗。此時，胡梭-烏克拉藥廠也擬定了讓大衆知道這個新發現的基本戰略。在法國，新藥需要五到十年時間來開發，因此必須預先計劃。如果世界衛生組織的臨床試驗成功，藥廠就有很多選擇。沙基茲想積極促銷RU四八六，但其他人因爲生意或個人的因素有點排斥：有些人反對墮胎，有些人則想要免沙基茲的職。無論觀點爲何，主管們現在已曉得，這個藥造成相當大的騷動，再也無法靜靜躺在抽屜裡。

消息繼續傳播……

RU四八六的宣佈，引起科學和醫學界的驚奇。研究者必須經由期刊或不定期的討論會來跟上別人的研究結果。由期刊得知的訊息，也會因從投稿到刊出需要一段時間而有所延遲。這一次得知消息則主要來自電視和報紙，因此特別快速。

我既已在科學院提出報告，同事們若無法從新一期的科學院期刊得到完全的報導，將會很生氣。期刊向來是正確的學術消息來源。若研究者在正式科學發表之前把消息漏出去，別人會半帶諷刺嘲笑說：「他發表在《費加洛報》呢。」

但就RU四八六而言，我的同事能夠原諒，因爲他們是聰明人，曉得報紙上的事情畢竟有一些是眞實或甚至是重要的。雖然當時只完成早期臨床試驗，不過有些醫師讀了報導，誤以爲已有產品，他們立刻要求供給藥品，而婦女更是急著要RU四八六。

法國的醫院有兩種反應。正面的反應較爲簡單而且不出預料。他們主要是內分泌學界的臨床研究者，想趕快拿到這個藥來做研究，好領先外國的競爭對手。負面的反應是，沒有一家重要的醫學中心婦產科願意用RU四八六來做墮胎試驗。唯一想要做試驗的自願者，來自家庭計劃協會，但他們沒有醫療網。另外是法國學生健康福利協會的耶利亞（David Elia）醫師，他也是第一位使用RU四八六的法國醫師。

官方的反應則很複雜。丹歌穆（Jacques Dangoumeau）是衛生部的藥品負責人，他從報紙上得知RU四八六。但他知道這是實驗中的藥物，還未上市。藥物在結果未經證實和未通過常規審查之前，是不能上市的。

在胡梭-烏克拉藥廠，衝突未歇。有些人見到進行手術墮胎人數的急劇增加，遂急著計算此藥可以帶來多少利潤。有些在十五年前反對墮胎藥和懷疑類固醇研究利益的人，突然改變心態。對公司忠心耿耿的人，因這個藥的商業前景看好而十分高興。但一些主管嚴肅以待，甚至懷有敵意，因爲他們反對墮胎。在開始時，儘管衝突存在，但沒有一個人敢公開反對。

藥廠有些研究者基於某種理由，感覺媒體對他們不夠重視。雖然我總是會提到開發這個藥的主要合作者的名字，而且他們在科學院期刊的文章中也都簽了名。遺憾的是新聞記者喜歡簡化，只提一個人的名字。我身爲科學家，主張成果是團隊創造出來的，但剛好有這個機會替RU四八六發言，因此記者就以我的名字爲主。我也注意到，由於媒體的興趣，使我們的產品更受重視。

可想而知，羅馬天主教廷當然不高興，教廷的官員譴責這項藥物。他們認爲，雖然天主教對於解除人類痛苦的科學進展表示支持，但他們反對避孕，也反對墮胎。而RU四八六剛好有這兩種作用。他們認爲，這個藥會使墮胎變得普遍而被濫用，或如同法國人所說的，讓終止懷孕變得稀鬆平常。

主張生命權的基本教義派人士和極端主義者，便一再強調這種看法。他們認爲RU四八六會鼓勵性放縱，而這素來是他們大力反對的。我爲此感到困擾。決定墮胎是一件很痛苦的事，絕不是「稀鬆平常」。藥丸無法抹滅女性的良心。它絕不像一位批評者所說的，「只是服用餐桌角落的幾顆藥丸」那麼單純。

這種說法常常是男人提出來的，事實上對女人誤解很深。**一個人能否將自己的道德觀強加在別人身上，讓女人繼續忍受因老舊手術所造成的痛苦和傷害？一個人可不可以否定別人選擇的權利？**上述幾點問題，已有人類平等的觀念存在，更不用提教會常悲歎的第三世界的醫療悲劇。

顯然，我們終將面臨這些議題，但眼前我們有更特別的挑戰。一九八二年春，RU四八六只是一項臨床試驗成功而看來似乎有希望的藥品。我們當下最關心的，是如何讓醫師及病人取得此藥。

尋找提高有效率的化合物

接下來，我們要做的是有系統地分析RU四八六在不同應用情況下的作用。我們在比謝特醫院裡，分別就月經週期的不同階段做試驗，甚至包括停經以後的效果。我的老友和工作伙伴侯貝（Paul Robel）和內分泌專家謝松（Gilbert Schaison）幫忙我做研究。有二十個國家的研究者，使用RU四八六來探討它對助孕酮和皮質類固醇的生理影響。在美國，聯邦法律禁止國家衛生署的醫生拿RU四八六做墮胎研究，但美國國家衛生研究院（NIH）的羅利奧斯（Lynn Loriux）和尼曼（Lynette Nieman）及其同事，利用它來做避孕藥和治療腎上腺疾病的研究。

每一種動物都有其獨特的生殖生理，但在所有哺乳類，主要荷爾蒙的作用是相同的。爲了解人類生殖生理的情形，科學家拿囓齒類和靈長類來做研究。何金（Gary Hodgen）在美國國家衛生署做了十五年的生殖研究，雷根政府不但不讓他研究RU四八六，而且砍掉他許多有價值的研究計劃，因此只好在一九八四年離開。他在瓊氏基金會資助的維吉尼亞州諾福克的新實驗室裡，利用猴子做研究，來幫助開發RU四八六。

一九八四年，世界衛生組織發表RU四八六在瑞典和匈牙利墮胎的第一份報告，他們證實何爾曼的發現，這個藥物在懷孕四十二天時的墮胎有效率爲百分之八十。我們的新挑戰是找到比這更好的方法。

在胡梭-烏克拉藥廠，我們對於劑量多少和給予的方法有爭論。注射是不在考慮之列的，因爲此藥不易溶解。我們知道，單一劑量最方便且最容易監控。烏爾曼（André Ulmann）是胡梭-烏克拉藥廠裡領導這項實驗的人，他建立的一次口服六百毫克的方法目前仍在使用，但其有效率仍在百分之八十左右。我們需要第二種藥物來加速和促進子宮的收縮，顯然要用前列腺素。

瑞典似乎是研究第二種化合物的最佳地點，伯格斯卓姆(Sune Bergstrom)和沙莫松(Bengt Samuelsson)曾因研究前列腺素而得到諾貝爾獎。在世界衛生組織的幫助下，他們的同事拜德曼(Marc Bygdeman)曾在斯德哥爾摩的卡洛琳斯卡醫院研究前列腺素的墮胎效果。拜德曼是一位冷靜的科學家，具有瑞典人注重細節的特性，他曾研究前列腺素對子宮肌纖維的影響和擴張子宮頸的作用。

單獨使用前列腺素，是可以墮胎的。在懷孕四至六個月時，如果母親的健康有問題，必須使用相當高的劑量來墮胎，這時會造成疼痛性的收縮。所以，「適度使用前列腺素來加強RU四八六的作用」這觀念應該是合理的。少許的劑量在理論上應該有效，而且沒有併發症，疼痛也很輕微。

我們這觀念並非獨有。當胡梭-烏克拉藥廠正在開發RU四八六時，德國的先靈藥廠(Schering)也正努力開發類似的藥品，當時兩家藥廠都不知道彼此的工作，但胡梭首先得到專利權，先靈藥廠因落後而不高興。不過他們要尋找別的方法來超前，其中之一便是併用抗助孕酮和前列腺素。胡梭-烏克拉藥廠得到新產品的專利後，並沒有申請保護第二步的發展，先靈藥廠便想利用這個漏洞，但事與願違——我在一九八三年參加了一場討論會，向瑞典的報紙稱讚法國與瑞典合作研究的成果，當時我不知道德國先靈藥廠的計畫；由於我們對大眾媒體公佈了這兩種藥物合併使用的結果，使得先靈藥廠不能取得專利權。

拜德曼正在進行十六位婦女的臨床試驗。一九八四年十月，我抵達義大利貝拉吉歐的討論會場時，他把我拉到一旁。他露出與他平日個性不符的狡猾笑容，所以他還沒開口我就知道他成功了。利用RU四八六合併以前流產時必須使用的前列腺素的五分之一劑量，就可以讓墮胎成功率達到百分之九十五。

後來，英國艾丁堡大學的生殖內分泌學教授拜爾德（David Baird）進行的試驗，證實了斯德哥爾摩方面的研究結果。拜爾德在英國一千位婦女的臨床試驗證實，RU四八六合併前列腺素可以讓月經以後六十三天內的懷孕婦女墮胎。我們把結果發表在科學院期刊和《新英格蘭醫期刊》（*New England Journal of Medicine*）。隨後，中國、荷蘭、西班牙、義大利、芬蘭、美國、匈牙利、新加坡也都證實。

胡梭-烏克拉藥廠的烏爾曼和杜伯（Catherine Dubois），開始著手以法文和英文草擬申請文件，準備向其他國家申請行銷執照。一九八七年夏天，法文版的申請書已準備好，希望能核准一次給予六百毫克RU四八六的使用。

當時我們不曉得，反墮胎行動者多麼害怕我們的工作。維克（John Willke）是設在美國的「國際生命權委員會」主席，他們在瑞士的洛桑建立了國際聯盟總部，辦公室在羅馬。一九八七年六月，維克寫信給法國總理席哈克，指稱RU四八六多麼危險，以及會造成胎兒毒性云云。十二月寄了第二封信。這時衛生部給他答覆說，會衡量所有的證據後再考慮是否發給執照。

維克公然抨擊RU四八六爲「對未出生兒的化學戰」，這說法是曲解事實的。因爲這個藥品對胎兒本身並沒有作用，它的作用主要是讓胎兒自子宮壁上脫離，可以發揮手術墮胎的效果，但較不會傷害到母體。

大部分的爭論出現在法國以外的地方。法國「讓他們活下去委員會」舉辦新聞討論會，而且發表抗爭，但他們的影響力很小，我甚至是事後才知道有這事。那時我正忙於準備正式文件。一九八七年十月九日，胡梭-烏克拉藥廠的分支「胡梭實驗室」，申請"mifepristone"上市的執照，這是RU四八六的學名，在法國的商品名爲"Mifegyne"，即美服錠。

等待批准上市

這項申請案中只有美服錠，並不包含前列腺素，而申請書中說，美服錠的效用是在月經應來但沒來的二週內制止懷孕。婦女這時可以不用吸引術而選擇藥物。依照一九七五年的法國墮胎法，它的有效率是百分之八十；如果失敗，女性可以再做外科手術。

這條法律是法國衛生部長維爾（Simone Veil）提出的，所以又稱維爾法：它允許婦女在月經沒來的十星期內墮胎，但並不保證醫生會同意。若醫生由於良知的關係而拒絕，可以把病人轉介給別的醫生。在立法委員間的妥協下，女性必須在「宣佈墮胎」到「眞正墮胎」之間有七天的考慮期。此外，墮胎必須在法國國內八百五十個經國家指定的家庭計劃中心進行。

此法的力量在於它要婦女及早決定，即在月經應來卻沒來的十週內，也就是受精十二週之前做決定。這時胎盤開始分泌助孕酮，而不再是由卵巢分泌。在整個連續的過程中，受精十二週這個時間並沒有特別的變化，但有某種科學和哲學上的意義，因爲胚胎這時在荷爾蒙上有更多的獨立性。

我們希望衛生部委任的專家能在三個月內批准文件。同時，我們繼續在法國和英國進行添加小劑量前列腺素的試驗，以求改善效率、加速排出胚胎和減少出血。

在提出申請一個月後，法國國家衛生和生命科學倫理委員會開始籌備將在十二月召開的年會，關於美服錠的討論應該會排在議程中。巴納德是諮詢委員會的主席，因此我很樂觀。我當住院醫師時就認識巴納德。在研究室的討論會中，我時常坐在他旁邊，有機會聽他對我小聲說著機智又有智慧的話。我告訴他最近前列腺素試驗的成功，他建議我，趕快把資料送到科學院期刊發表，好留下紀錄。

倫理委員會審議時，禁止大衆旁聽，但審議後發佈公報，並將其意見對新聞界做簡報。此委員會並不是由政府官員決定，而是由組成委員會的科學家、法學家、宗教和公民代表共同與政府代表達成決議，且他們的決議很少不受到重視。由於英國和法國的臨床試驗顯示，加上前列腺素後的成功率高達百分之九十五，因此委員會宣佈支持美服錠，但並非無異議。有些會員反對，認爲這個方法會讓婦女太倉促下決定，日後可能會後悔。

我對結果感到欣慰，但法國報紙拿反對意見作文章。《巴黎人報》的報導標題爲「RU四八六的黃燈」，《費加洛報》則說：「是的，但……」事實上，倫理委員會的唯一考慮是藥丸能不能在藥房或超級市場販賣，是不是必須在核准的中心購買。我覺得考慮這一點是無可厚非的。儘管服用藥丸比手術較不必嚴格監視，但與懷孕有關的任何事情都必須管制。雖說可以使用藥品來代替器械墮胎，卻仍應繼續尊重墮胎法。

媒體的熱烈報導多半持肯定的看法，但這也讓我煩惱。我怕衛生部的委員會成員因此事眾所皆知而感困擾，認爲是給他們壓力。很巧合的，衛生部做決定的截止日期，只在倫理委員會會議後幾個星期。他們看的是過時的文件，並不包含前列腺素的試驗結果。情況很微妙，即使倫理委員會的決定是贊成，但只要有一個相反的意見，就會影響衛生部的平衡。

一九八八年一月五日，衛生部的委員會開會，其評語支持我們的文件，但委員會並沒有接受拜爾德在科學研究院和英國權威醫學期刊《刺絡針》（*Lancet*）發表的報告。他們要求有關使用前列腺素的更多資料。《法蘭西晚報》的形容：「事後丸延宕到事後之後。」

這類的延後通過是正常的事；不過並不代表在醫學或行政上遭拒絕。美服錠漸漸變成聲名狼籍的藥品。不可避免的，有人拿政治性的推測來解釋此藥的審核過程延遲：法國總統大選即將在三月舉行，席哈克的競選幕僚爲了對抗對手密特朗，覺得還不是爲這個具爭議性的藥品背書的時候。

我們現在漸漸習慣於這種驚恐。我們知道，每隔不久就會有很醒目的頭條新聞出現，例如後來在倫敦的《泰晤士報》上出現這種句子：「一顆難以吞嚥的苦藥丸」。

一九八八年三月中旬，胡梭-烏克拉藥廠擬了一份新的申請書，但委員會並不準備在五月前研究它。由於法國在夏季時可說是癱瘓的，因此委員會決定在九月討論美服錠。

這個延遲，使得反對的力量凝聚起來。胡梭-烏克拉藥廠的股東會議並沒有注意到猛烈的炮火。但六月二十三日的大會就沉浸在革命中。抗議者包圍了位於殘障軍人大道的安靜總部。有些人穿著第二次世界大戰期間被驅逐者的衣服，讓人想起赫司特藥廠的前身法賓企業（IG Farben），曾爲希特勒製造毒氣。當胡梭-烏克拉的總裁走過時，他們高呼口號：「刺客，停止你們的殺人工作」、「你們正在把子宮變成火葬場的爐子」。小冊子上把美服錠描述爲「欲毒害十億第三世界母親的小胎兒的化學武器」。

在股東會議場內，有一位觀衆：多爾（Xavier Dor）醫師，她是一位堅決反對墮胎的人士。爲了干擾股東會議，他買了胡梭-烏克拉藥廠一股，做爲入場券。

示威行動並沒有使我爲難，美服錠和前列腺素的臨床試驗正快速擴充，成功的病例已超過申請所需。胡梭-烏克拉藥廠免費供應這個藥給世界各地的研究者，他們的研究結果勢不可擋。有人還寄給我一份凡爾賽學院自然科學的期末考題，其中一題是詢問高中程度的學生有關美服錠的事情。對於新的發現而言，這是相當不尋常的。由於已很有自信，我便把注意力投注到研究室的其他工作。

胡梭-烏克拉猶豫了

但在胡梭-烏克拉藥廠，事情不盡順利。美國那邊發起了一項運動，大量的信件投到位在華府的法國駐美大使館，聲稱要聯合抵制法國的產品，他們要求停止製造美服錠。大使馬基里（Emmanuel de Margerie）本人並不在意，而篩選大使館信件的副官，只寄給外交部一份備忘錄。有一個外交部官員，私下——動機很曖昧——把文件交給以前的大使奧瑪（Christian d'Aumale）本人，他曾被國家提名擔任胡梭-烏克拉藥廠的董事長。

法國政府在胡梭藥廠扮演很微妙的角色。當法國社會主義政府鎖定十家大公司要求國營化時，胡梭-烏克拉藥廠也在名單上。胡梭-烏克拉藥廠的大股東是德國的赫司特藥廠，他們對於收歸國營沒有意見，但若國營，他們要將法國公司從其利潤豐厚的多國結構中剔除。法國政府爲求妥協，願意在胡梭只拿百分之三十六的利潤，但有權提名董事長。

前大使奧瑪沒有權利終止藥品的製造，但他仍有一些影響力。他向其他董事散播不安，而這些董事在股東會議時已經受到驚嚇。

那時我正要去日本參加科學會議並演講美服錠。當時沒有考慮到距離很遠，仍同意先到智利一個反對暴虐總統皮諾奇特的國際文化會議上演講。當我疲憊地到達日本京都時，烏爾曼打電話給我。他用激動和斷斷續續的聲音告訴我，他們正在中止每一件事情。

公司董事們決定撤回執照的申請，要終止美服錠的製造，並停止供應藥品給參加第一次臨床試驗後繼續在使用的醫學中心。烏爾曼要我向沙基茲求助。我立刻打電話給沙基茲的助手兼密友尤芙拉德（Catherine Euvard），她是一位神經生物學天才，和沙基茲一樣強力支持這個藥。

我聲嘶力竭地訴說，談到怎麼能讓婦女無法使用可以避免痛苦和潛在危險的藥品？胡梭怎可放棄像美服錠這種十年僅一見的重要發明？怎能讓我們的研究者沮喪？又怎可讓沙基茲被野心勃勃的董事推翻？

當然，提出一個引起相當社會和道德爭議的藥品是有危險的，但怎麼可以在已投資了大量的金錢，前景又十分看好時突然決定放棄？若提不出一個醫學理由，大家會認為美服錠有缺陷。

七月底，有一場開放給全部胡梭員工的討論大會。最後，立場分裂的經理和董事拜訪公司的第二號人物何立（Pierre Joly），當時他正在義大利的柯西嘉島渡假。他是親切又聰明的藥物學家，由於正派經營而受到國際同儕的尊敬。他說，公司不能回頭；公司可以在上市藥品時因為商業上的理由猶豫，但美服錠必須等待官方的認證。他也認為撤回申請是不合邏輯的。

公司排名第三的主管是一位數學家，名叫馬德克（Alain Madec），他想完全放棄美服錠。他是以前的工業部顧問。馬德克的意見反映政府的想法，但同事們懷疑他另有野心，想取代沙基茲成為總裁。時為八月，夏季的巴黎如同一座鬼城，街道只有觀光客和有麻煩的法國人。我那時很焦慮，美服錠命運未卜，而我就要去智利了。我打電話給沙基茲，詢問有無進一步消息，他建議一起吃頓飯。

尤芙拉德、沙基茲和我一同享用精美的午餐，他們說，藥物的申請要持續下去。我喝完香甜的醇酒，放下心到飛機場去。美服錠的未來沒問題了，如果法國核發販賣許可證，我相信隨後便會克服其他障礙。

短暫的美景

一九八八年九月二十三日，星期五，法國正式核准美服錠的販售。《法蘭西晚報》的頭條新聞寫道：「事後丸今天可以使用了。」

這一周都很美好，因爲中國大陸在星期一就核准了美服錠。這項產品將不只在我們法國使用，也可以在佔世界四分之一人口的中國使用。別人已先告訴我中國已經核准，但我並沒有洩漏風聲，因爲我怕在法國通過前的數天造成頭條新聞，對法國產生太大的壓力。

那個週末，我在美國馬里蘭州參加美國國家衛生研究院的討論會，雖然我企圖讓演講多彩多姿，講的時候卻是咬牙切齒。做報告時我頭腦很清醒，可是不斷受到情緒干擾，因爲報紙和廣播記者不斷打電話進來給我。法國的主要電台「第二頻道」還帶攝影機進到會場。

我擔心這會造成外交事件，因爲這個電台是法國國營的，而雷根政府誓死反對墮胎，美服錠的墮胎研究在公家機構，包括國家衛生研究院都是禁止的。似乎美國沒有人想討論這件事的科學性。我對媒體有興趣感到高興，而美國食品藥物管理局裡，藥物評估研究中心新陳代謝內分泌藥物部門的主管索貝爾（Soloman Sobel）及其副手柯夫曼（Philip Corfman），向我索取檔案，以便爲藥品在美國申請時預做準備，亦讓我倍覺溫暖。

但其他人並不是很滿意。在上美國廣播公司的電視節目時，與我辯論的「生命權運動者」的言語幾近侮辱。對其中大部分人我只是聳聳肩，不當一回事，但有一位的話令我吃驚。他說：「你是很好的科學家，如果你願意幫忙阻止所有的自發性流產，我們願意贊助你研究經費。」其實，自發性流產乃是自然界爲了矯正錯誤而排出有缺陷的胎兒，可能有一半以上的受精卵經由此法去除。這是保護物種的自然方法。這一位說話的先生想要反轉其過程，來符合他所謂的神的旨意。

在法國，自然是爭論不斷。在德國，隆隆聲更是震耳。赫司特藥廠擁有胡梭-烏克拉藥廠百分之五十的股權，對此是極爲敵視的。赫司特的總裁希爾加（Wolfgang Hilger），於十月到巴黎，參加慶祝赫司特與胡梭合作二十週年的音樂演奏會，由卡拉揚指揮。希爾加是虔誠的天主教徒，反對墮胎，他不願意跟我談話，隨後又拒絕在法蘭克福見我。

我回到實驗室工作，比以往還忙碌。申請的工作已經完成，接下來要讓美服錠上市。那時我最關心的，是胡梭-烏克拉藥廠即將參加的，在巴西里約熱內盧召開的世界婦產科大會。

在國際婦產科聯盟的安排下，專家們每三年開會一次。那年有九千五百位會員參加。如同其他主要的藥廠一樣，胡梭-烏克拉藥廠贊助其中一場討論會，是在十月二十七日，主題爲抗助孕酮。我擔任主席，希格爲副主席，由拜德曼、拜爾德、新德里的欣格拉尼（Vera Hingorani）、北京的鄭世隆（音譯）醫師和其他人負責報告。這是美服錠的光榮時刻。

撤銷！

在法國，情況沸沸揚揚。天主教教會發言反對發執照給美服錠，語氣憤怒的信件湧入胡梭總部，巴黎的氣氛似乎不佳。天主教極端分子抗議美國導演史柯西斯的電影《基督最後的誘惑》。他們在聖米契爾電影院放火，傷了十三個人。

我心不在焉，匆匆為里約熱內盧會議做準備，並完成其他工作。在離開那天，我終於聯絡上尤芙拉德，她也是找我幾天了。她用慣常的快活語調告訴我，沙基茲想見我，但沒有說為什麼。我說我很忙，只能安排在去機場的那天週末見他。她說沒問題，但焦急的語氣讓我很困擾，後來聽人家說沙基茲想打電話給我，告訴我某件事沒希望了。那天下午我就知道是什麼意思。

有一個助手走進我的實驗室，面色鐵青，交給我一份公報，上面寫著：「由於面對法國及國外輿論的情緒反應，加上使用墮胎藥可能引起的爭論，胡梭-烏克拉藥廠決定從今天起，停止將此產品在法國和國外做為手術墮胎的替代方法。」

沙基茲在我看過公報後就要對大眾宣佈。在盡全力登記這個藥品後，公司卻要放棄它，諷刺的很。

在里約熱內盧會議前的星期二，胡梭-烏克拉藥廠的董事曾討論美服錠，有人熱切護衛它，有人詛咒它帶來麻煩，而赫司特則不要與這個不道德的東西有任何瓜葛。

反對者警告，說要聯合抵制胡梭-烏克拉藥廠的產品，連同赫司特的藥品也抵制；好像不值得為美服錠冒這個險，這個藥似乎不可能帶來巨額利潤。由於主要是開發中國家的政府訂購，因此世界衛生組織將會要求以低價販售。董事們認為，胡梭正浪費時間於一個足以威脅其內部和諧的藥品。有些員工甚至反對墮胎。

贊成者認爲，胡梭-烏克拉藥廠不應因少數人的黑函而屈服，這個引發爭議的藥品，符合公司要治療病人的既定宗旨。如果撤回，會妨礙相關藥物的發展，對醫學是一種損失，公司有社會責任來履行它。何況，對於所有曾經爲了發展出這個藥品而付出努力的研究者和技術員，該如何交代呢？對於最後一分鐘才變卦這種懦弱的行爲，他們又會怎麼想呢？

一個小時以後，沙基茲要求投票，他用否定的語氣詢問：「您贊成或反對撤銷RU四八六？」投票結果是六比四，贊成的佔多數。

當助理告訴我這個消息，卻發現我並不生氣時，反而覺得很訝異。面對這種奇怪的結果，我極力鎭靜。她在我旁邊發脾氣和垂胸頓足時，我反而勸她不要這樣。

我研讀公報，其結論爲：「胡梭-烏克拉藥廠是內分泌學界的領導者之一，在發展出無數的荷爾蒙（性類固醇和皮質類固醇）之後，它的研究方向轉爲研究抗荷爾蒙及其應用。因此，nilutamide（抗雄性素）最近在醫學界被用來治療前列腺癌。胡梭-烏克拉藥廠相信抗荷爾蒙的治療價值，也會繼續在這方面努力研究開發，以保持世界領先的地位。」

在這措辭謹愼的字裡行間，我可以感覺到：居心叵測。沙基茲的動機十分複雜，他一定知道他與潮流背道而馳。不管如何，應該繼續下去。他將必須面對嚴肅的問題。在法國，一百五十個中心已經使用過美服錠，而且願爲保留它而戰。若撤回，他如何向世界衛生組織解釋？如果公司丟掉他們努力的成果，研究者怎還有心繼續工作下去？

沙基茲在辦公室裡，身穿深色衣服，臉色緊張而蒼白。他說，撤銷美服錠是良心上的事情，這個藥物只會帶來麻煩。他對員工負有責任。他提到聖米契爾戲院的縱火，他必須保護員工不受類似的騷擾。他又說我的身分與他不同，我可以用任何我認爲適合的方式來反應。我說，這種決定影響到婦女的權利和健康，而且大衆知道以後，董事們的威信也會受到影響。若撤銷，只會影響公司的地位而不是加強，未來的研究也會受到傷害。我預測，緊跟而來的將是喜好諷刺的周刊嘲笑董事會，並認爲馬德克想謀奪沙基茲的工作。

沙基茲告訴我，獲益佔赫司特總收入四分之一的美國赫司特分支，赫司特-胡梭藥品公司強烈反對。他們認爲，美服錠的上市會破壞他們的形象，因此一點也不要它。這件事大大影響了沙基茲的決定。

十五分鐘以後，我們已沒有什麼好談的。我們過去的互相尊重，現在帶有一絲苦澀。他祝我旅途愉快。他問我，去那麼遠的地方卻只待兩天，會不會有點瘋狂？他是不是忘了，我是要到里約熱內盧開會，促銷美服錠？或者他已預知我在里約熱內盧時會發生什麼？他老實告訴我，他希望這個決定會引起法國當局或一般大衆的強烈反應，但他接著說，他本身不能做什麼。

沙基茲曉得我是獨立行事的人，我猜想，他是否暗暗鼓勵我把我眞正的感受告訴全世界。後來有人懷疑，我和沙基茲兩人是否商量出一套聰明的方法來將這位事情告訴大衆，但事實不然。我們各自扮演自己的角色，而且根據良知行事。我公開爲美服錠辯護，他則照他自己的方法行事。

里約熱內盧大會扭轉乾坤

當胡梭-烏克拉藥廠在法國宣佈，將美服錠從市場上撤回時，我正抵達里約熱內盧爲美服錠做介紹，公司的三位同事闖進我的旅館房間，他們已到達三天了。雖然極度難過，仍然盡量保持緘默。他們已經回答了一大堆技術上的問題，一副沒事的模樣。烏爾曼特別不舒服，他覺得胡梭的一些行政人員在玩赫司特牌，好取悅母公司，這樣可以比沙基茲保有較長久的飯碗。

新聞界像炸彈似的攻擊會議，新聞記者吵著要訪問。在回答問題之前，我與同事會面。他們認爲我太樂觀，不曉得情況的嚴重性，我堅稱這只是小挫折。對我而言，美服錠是不可能被擋住的。

我一再重申相同的論點。我說，這項撤銷的決定，違背了當初發執照的倫理委員會和衛生部所提的建議；屈服於宗教方面的偏執，在道德上是可恥的。沒有任何命令可以阻止對病人幸福有貢獻的醫學進展。天主教教會認爲，這種藥的發明會讓墮胎變得稀鬆平常，這說法其實是對女人的一種侮辱。

國際間對我們的抗爭也群起呼應。在紐約，美國家庭計劃聯盟的瓦特頓（Faye Wattleton）女士，讓胡梭公司那些認爲屈服於反墮胎主義者就能避免紛爭的人，有了一個新的領悟。她認爲他們的決定是懦弱的，也給女性一次重大打擊。

希格也認爲，爲了非醫學的理由而妨礙新藥的使用是「不妥的」，他的意見引起了各國專家的迴響。

在里約熱內盧的國際旅館，情景簡直是超現實的：胡梭-烏克拉藥廠的展示佔滿了大廳。醫師和記者們搶著發問，最後我們換到記者室做臨時簡報。我打擊下列醜惡的謠言：因爲美服錠的緣故，嬰兒不是畸型就被墮下來。

光在巴西，一年就有四百萬次以上的非法墮胎。每一千個女人中，就有幾十個由於秘密的手術而成殘廢，最近情況更糟。巴西的醫事人員在等待墮胎合法化，再加上缺乏醫療人員，所以急著多了解美服錠。

我接到從阿拉伯半島的阿曼公國的公司打來的電報。他們想籌措資金，在中國大陸建立合成美服錠的工廠，將藥品行銷全世界——這樣一來，它變成中國和阿拉伯的混血？事情演變至此，我們本來似乎不太重要的報告，變成大家的共同興趣，因此只好把會場移到大廳，廳裡擠了四千人，我要求講者不要隨意更動原來準備的內容，要他們只報告事實，雖然這樣可能對來旁聽的新聞記者顯得太科學。

這是一個很令人興奮的盛會，拜德曼、拜爾德和鄭醫師報告了他們最近的成功，欣格拉尼提到印度女人對此藥品很感興趣。二小時很快過去，可是記者想多知道一些。從私人的反應當中我們可以了解，研究者對胡梭-烏克拉藥廠的決定都感到嘆息。鄭醫師說：「中國人可能只好回頭使用較爲繁重而且具傷害性的方法。」

大家想到發行美服錠的方法，那就是設立一個非營利組織來買專利權——如果不賣別的東西，那麼聯合抵制就沒有效果了。中國可以在取得執照的情況下製造藥品。最有可能擔任這角色的機構應該是世界衛生組織，依一九八二年的合約，他們有權利這麼做。但世界衛生組織的代表回答得很小心，由於聯合國十分官僚，不可能是適當的單位。

國際婦產科聯盟的理事們是這一次會議的籌辦人，寫了一封抗議信給赫司特的希爾加總裁。希爾加答稱，墮胎在道德上是應予譴責的。美服錠與他公司的原則不符。希爾加忘了藥廠的責任和道德，那就是：當醫師認爲這個藥品對人類有益時，藥廠應該供應這種藥品。

國際婦產科聯盟的地位很重要，因爲這個組織處理所有關於影響生育的事情，通常國際婦產科聯盟會把每一項新的科學進展提供給臨床醫師。他們最近剛發表一項有關母親死亡率的報告，發現每年有超過五十萬的婦女死於懷孕相關原因，其中百分之九十九發生在第三世界。他們希望於公元兩千年將此數目減少一半。這個目標不容易達到，不過美服錠可以幫忙。里約熱內盧這一場會議，使得上至著名專家下到鄉村醫師都一致支持美服錠。儘管有實際使用經驗的醫生很少，但整個醫界對婦女表現出極度關心。那天的行動不僅重振美服錠，也譴責藥廠因非醫學上的理由而放棄藥品。胡梭的做法，不僅傷害到醫生使用已經證明有效的方法的權利，也傷害到病人選擇的權利。

大部分的醫生同意，藥廠應該在能賺錢的基礎下開發新藥，但假如公司選擇不上市一個對人類有益的藥品，那麼就應該放棄權利。封鎖科學上的突破而不讓人使用，是不對的行爲。

我被如潮水般湧進的支持感動，這與科學上一般較爲安靜的過程大相逕庭。它肯定了我們的工作，不只如此，這更顯示科學的研究由於對生命有重大的貢獻，受到大多數人的尊重。

對此諷刺，我付之一笑。胡梭-烏克拉藥廠對於美服錠及其創造者後來反而作了一個大型的廣告，但國際新聞界、電視網、專題報導和來自世界各地的人道團體，不論是支持或反對美服錠，都看到法國科學家的勝利。胡梭-烏克拉藥廠的董事想逃避批評，卻反而被《紐約時報》的頭版嘲笑。

被喧囂搞得筋疲力竭後，我徘徊在里約熱內盧的植物園，對可以吃昆蟲的植物感到驚奇，動物和植物二者的交會總是讓我感動。在動物園我發現一種奇怪的動物，牠是熱帶的食蟻獸，頭有兩個胡桃大，長長的頸部像長頸鹿，有熊一樣的爪子，看起來兼具獸性和溫柔。自然界的不合邏輯，讓像我這樣的生物學家感到有意思，不過不久我又要再面對缺乏邏輯的人性。

第二天早晨我打包準備回家，接到法新社記者的電話。她說巴黎現在癱瘓了，沒有人知道下一步會如何。幾分鐘後電話再度響起，是另外一位法新社記者。我告訴他，剛剛才掛掉他們公司另一位記者的電話，建議他們商量好了再打電話給我比較好。他耐心等待我說完話後告訴我，衛生部的耶文（Claude Evin）剛剛讓美服錠復活。耶文的陳述很率直：「從政府核准這個藥開始，美服錠已成爲女人的道德財產，而不只是一家藥品公司的財產。」如果胡梭-烏克拉藥廠不讓藥品上市，他必須把權利轉給另外一家願意的公司。

在離開里約熱內盧前，我們開香檳慶祝。

舉著旗幟前進

我不曉得巴黎到底發生了什麼事，促成耶文做這個決定；新聞界扮演了一部分角色，婦女團體也有功勞。前任衛生部長宣稱，她對於美服錠被吊銷感到震驚，傑出的醫生也反對吊銷，其中包括前任的衛生部長。無論如何，耶文的立場是穩固的。法國政府擁有胡梭-烏克拉藥廠三分之一的股權，所以他有權力說話。更重要的是一九六八年的法律通過，如果一家公司拒絕讓藥品上市，衛生部可以吊銷他的執照，讓另外一家公司代替。

在耶文宣佈後不久，胡梭-烏克拉藥廠讓美服錠再度上市，一直到現在。衛生部的主張並不是命令，根據法令，耶文必須要求工業部的同意，且讓委員會來檢討這個個案。但他們有力的一擊，顯示一個理念的力量多麼強大，而這個理念的時代已來臨。胡梭藥廠的何立，承認自己是鬆了一口氣，他說：「我們終於卸下了道德的重擔，我們並不喜歡夾在支持墮胎者和反對墮胎者之間。」

我們的下一個步驟是取得外國的專利，雖然我們仍繼續對這個曾經喧騰一時的藥物做研究。我在這個藥物上並無商業利益，它是許多法國人一同努力開發的成果，而在許多國家得到肯定，但由於我的名字在上面，因此我必須舉著旗幟前行。

這麼一段時間下來，我在比謝特醫院的辦公室已經堆積了如山的文件、信件和新聞剪報。有一封住址寫著「垃圾」的信，要我下地獄去被烤，但另外在《父母》雜誌的文章則歡呼，說這藥是繼六〇年代平卡斯的避孕丸後，控制生育方式的第二次革命。這個想法深深感動了我。我照著偉人的足跡，走了一段很長的路。

第三章

從避孕丸到墮胎丸

三十年前，避孕丸問世。

這是人類第一次把性愛與生育這兩件事分開。

避孕丸是一項醫學革命，給了女性自由。

現在，有了美服錠，

女人可以早早決定，自己要不要懷孕。

這是更進一步的科學進展，

對於女性和全人類有莫大意義。

當平卡斯走過位於聖斯貝雷街（Rue des Saints-Pères）上，陰暗且如洞穴般的醫學院大樓時，我對他並沒有特別的印象。當時是一九五七年，他來巴黎參加討論會，因爲時間有限，他只與醫學院同仁短暫會晤。我們都擠進大廳去看他。有一個同事用不太靈光的英文解釋一些事情，而平卡斯只是點點他那長得像愛因斯坦的頭，濃厚的眉毛看起來有點愁容。他長得並不高，卻很挺直，但似乎不太在意周遭的人。在例行性的握手後，他就離開了。

四年後情況完全不同。這時我已發現一種方法，可以偵測腎上腺分泌的一種特殊荷爾蒙：dehydroepiandrosterone sulfate（DHEAS）。雷徹斯坦（Thadeus Reichstein）分離可體松（cortisone）及大部分相關荷爾蒙，沒有得此發現；其他偉大化學家也未能發現。我則採用很簡單的概念，若以傳統做法而言，似乎很不合理。

當腎上腺長癌時，ＤＨＥＡ（一種脂肪類固醇）會大量增加，以硫酸的形式排到尿中。一般認爲，這種物質應在腎上腺的油性液體中——聽來合理，但那時候科學家仍無法從腎上腺萃取物的油性部分中找到它。我決定在水溶性的部分找它的硫酸形式，這做法就像在醋瓶子內找醋，而不是在油裡找醋。

這種追求讓我了解科學，也教導我如何成爲科學家。對於科學家來說，腎上腺是高貴的；而含有廢棄物（例如硫酸鹽）的尿，只有臨床化學家對它有興趣，「眞正」的生物學家則不然。

我的發現引起這個研究範疇內科學家的注意，特別是鑽研生育控制的科學家，他們研究可以控制性功能的類固醇荷爾蒙。平卡斯要我到他的渥徹斯特基金會（Worcester Foundation）

演講——這個基金會是荷爾蒙專家的聖地，離波士頓很近。就這樣，平卡斯改變了我一生，帶領我走上美服錠之路。

去美國——不是容易的事

我在美國待了一年。生化學界的巨人利伯曼（Seymour Lieberman），邀請我和他一起在哥倫比亞大學工作。我在DHEAS方面的發現，使他能接下來設計一系列重要的實驗，讓他停頓下來的工作再度出發。他的實驗室在長老教會醫院十六樓，也就是貧窮的東歐人和德國移民區的附近。我去渥徹斯特基金會前，從閱讀中對於法國以外的世界已小有概念，但就實際情況而言，光到美國就是一種冒險。

在法國，年輕的教授是沒辦法休一整年長假的。我是永久教授，所以能打破這個制度，但必須找一位同事來代我教生化課。緊接著就是簽證的問題。我年輕時，爲了對抗納粹，曾加入共產黨，雖然在一九五六年俄羅斯粉碎了匈牙利人的起義後我就退黨，但仍得花一番功夫，才能讓美國當局了解我心中沒有壞念頭。

艾森豪政府兩年都不願發給我簽證。利伯曼等人爲我申請，他們向美國政府解釋，說我可以幫忙解答科學上一個重要的謎題，但移民局官員不爲所動。一九六〇年十一月，甘迺迪當上總統。在他就職後的幾週內，我就坐上「自由號」輪船到紐約，那也是「自由號」最後一次的航行。

我在這趟旅行中所結交的朋友，帶我進入了一個全然不同的世界。芭芭拉·羅斯（Barbara Rose）是藝評家，在我頭一天到曼哈頓時，她帶我逛第五街。我瀏覽櫥窗時說道：「這些是不錯，但巴黎也有美麗的東西。」芭芭拉笑笑，並用無懈可擊的法語說：「不要再談小法國。」

我住在布魯克（Terry Brooke）位於中央公園旁的公寓。他公寓裡有一張小圖，圖中是一個白色的迷宮，背景一片藍，作者署名爲史特拉（Frank Stella）。別人向我引介史特拉，當時他並沒有什麼名氣，我因此打入傑斯伯·強斯（Jasper Johns）、羅洵柏（Robert Rauschenberg）、渥荷爾（Andy Warhol），以及其他普普藝術先鋒者的圈子內。

這些年輕的藝術家，並不因聚會中沒有肥鵝肝而覺得不對勁。他們很少出遠門，一直在工作，沒有誰出了名或賺了錢。但從他們不斷流露出的才氣中，可以預見成功終將到來。回顧過去，我因能預見朋友的成功而感到高興。我肯定他們最終的價值，但從不收藏他們的作品。我把他們的創作精神與物質層面分開——這一點使我與他們接近。

從這些藝術家朋友身上，我了解到科學與藝術在創造上的相似之處。我和他們一樣，帶著一些模糊概念，從空白開始，慢慢塑造成型。我在做的事情，他們所知有限，也不能買我的工作成果。但我們都相信，我們將會有重要成就，我們很有把握。

認識利伯曼讓我知道，科學界的巨擘多麼謙虛。從法國人的眼光來看，他等於是神。我猜，他每天早晨都必須把加諸於身上的如潮讚賞給刷去。當我到達長老教會醫院時，沒有人認識他，問了很多人後，我敲了敲他實驗室隔壁的門，裡面一位穿著白衣的研究者問我找誰，原來他就是我要找的這位偉大醫師。

利伯曼在皮質類固醇的研究上是居國際領先地位的，而他只要有機會，就把在他實驗室工作的法國年輕同仁推薦出去。我從他身上學習到分享學生勝利的喜悅。這對一位又是教授又是研究者的人來說並不容易，研究者常常是以自我爲中心的。

他教我，在發表論文時不要寫得太簡短，別變成只涵蓋成功的那一面。他也告訴我對照組的重要性，它可以防止因爲湊巧或者技術失誤而造成的假結果。利伯曼認爲，科學家的研究即使沒有結論，即使不佳或結果負面，也應全部發表。就科學家而言，即使自己得不到什麼利益，自己的研究結果可能會幫助別人，並促進科學發展。利伯曼當時四十五歲，對我來說，他亦師亦兄亦父。

關於父親，我所知有限

我在法國的史特拉斯堡出生，但幾乎不曾住過那裡。父親名叫里昂·布魯門(Leon Blum)，和一位法國社會主義政治家同名。我不到四歲他就去世了。他於一八四七年生於東北部的阿爾薩斯地區，當時該地區被德國佔領，他是腎臟病的專科醫師，也研究化學，並在柏林得到博士學位。於一九一四年被迫擔任德國軍人，並受頒發鐵十字勳章。他是典型的阿爾薩斯人，多愁善感，幸好醫師這個職業讓他得到平衡。他以追蹤病歷爲藉口，要求來治療的軍官經常寄卡片給他，說明小便的量，然後從郵戳了解部隊移動的情形，再把情報傳遞給法國情報局。

於一九一六年事跡敗漏，只好偷偷穿過福爾登的德國邊界。那時候的法國英雄貝當（Marshal Philippe Petain），私下頒發榮譽勳章給他。

我父親個性活潑，口才很好，他的熱情和睿智很得朋友喜歡，但他捲入科學的糾紛中。那時醫生常常要腎臟發炎的病人禁鹽。我父親發現，禁鹽會使尿中的尿素嚴重增加。他因這種革命性的看法而被同事排擠。後來他的假說被證實，那些曾反對推選他爲醫學科學院院士的人，這時才對他讚賞有加，但他已過世。

洛克菲勒基金會於一九二二年選父親爲首先使用胰島素的醫師之一，他的名聲因此傳開。父母親於尼羅河度蜜月時，媽媽受孕懷了我。那時父親也爲埃及國王治療糖尿病。

父親喜歡研究，晚上他會拜訪年輕科學家，而且追蹤他們的進展。四十年後我領悟到，他這種作風深深影響了我。那時柯利爾正用兎子做動情素的研究，當他要發表有趣的結果時，父親拿了一本美國醫學會雜誌給他看，這時柯利爾才知道，有人已經比他先發表。直到一九六〇年，柯利爾擔任科學院秘書時，我才明白，柯利爾因爲我父親曾帶給他這個壞消息而非常恨他，並遷怒於我。當時生育學在法國需才孔急，我想在法國學院（Collège de France）開一門課，柯利爾就表示反對。

我對父親所知有限，因爲母親不常談起他。她是父親的第二任妻子。他們生活在一起五年後父親去世。母親聰明又漂亮，是一位國際的律師和鋼琴家，精通英語。她時常到英國旅行並積極爭取婦女參政，她覺得被阿爾薩斯及我父親限制住。父親去世後，她與父親家族的聯繫完全中斷。我們搬到巴黎，她允許我從事任何我要的職業，但就是不可以讀醫。

母親全心照顧三個孩子，只與一位兄弟往來，與其他人似乎不太熱絡。我童年時期唯一的一次週末渡假是和叔叔到諾曼第旅行，此行我發現了生蠔之美。

易名為「博琉」

在德國人佔領巴黎的時期，一位單身女子帶著一個叫布魯門的小孩是很危險的。我們從巴黎逃到東南部的格勒諾布（Grenoble），此處還未被希特勒佔領。雖然我在一九四〇年時仍是個小孩，卻是家中唯一的男丁。受共產黨控制的團體裡，有一位高中朋友和我一起散發反德國人的傳單，並打破通敵者的玻璃。由於受到蓋世太保注意，我們只好搬到上薩瓦爾省的安西市。我塗改證件名字，從此變成艾米爾・博琉。

我長得較高，為了有資格領取香菸配給卡，便把證件上的年齡改得較大。我的時間拿來做功課和偷偷學法文。當上薩瓦爾省解放時，我參加軍隊。一九四四年底我不知該做什麼，共產黨要我當軍官或是黨工，不過我跟朋友到醫學院去登記，為了讓媽媽高興，也填了科學。

儘管對父親所知有限，但也許是基因的關係，我追隨他的腳步，想當一個內科醫師，而且像父親一樣研究科學。由於受到傑爾（Max Fernand Jayle）魅力的影響，我從化學轉到生化學。傑爾是個法國奇人，身體虛弱，演講時卻能讓整個大廳的人全神貫注。

傑爾因結合血球蛋白的實驗而眼盲。他後來畢生追蹤結合血球蛋白實驗的進展。他看來似乎不覺得自己身體有缺陷。他常給助理壓力，而且花很多時間在學生身上。有一次他對我的讀書報告印象深刻，問我以後要做什麼，我回答：「要像你一樣。」從此我變成他的學生。他把我當成家人，給予我知識和溫暖。

當完住院醫師以後，我又回到傑爾那裡，他提供我研究色層分析法的獎學金。色層分析法是從英國來的新技術。從此我有了在臨床和實驗室工作的雙重身分。我選擇荷爾蒙而不是血球蛋白爲研究方向，這和我的化學背景有關，而且可以立刻應用在醫學上。當傑爾被任命爲巴黎醫學院生化學科主任時，他讓我成爲永久教授，在三十歲時就可以脫離大學的政治圈。

大體而言，我也脫離了政治。當蘇維埃坦克車大舉壓進匈牙利時，爲了完全投入科學研究，我脫離了共產黨。我認爲，幫助社會最好的方法是在個人層次上盡力。這也是醫生助人的方法。我對科學的看法，正如義大利化學家列維（Primo Levi）的描述：「科學有一種根本美德，它尊敬事物的本質。」

在紐約的學習

我身爲法國科學家，以接受過傳統教育的背景來到紐約。我接受過嚴格訓練，而身處的體系是幾世紀以來根深柢固的主人與助手間的關係。教授講的話就是金科玉律，他的偏見可以影響深遠。我是舊世界的產物，卻期待一個嶄新的未來。利伯曼對此了然於心，也常嘲笑我們這種傳統爲「戴鋼盔的獨裁者」。

幾年後，當我被推薦進入法國科學院時，利伯曼以挖苦但尊敬的語調，讓衆人知道科學是眞實世界的一部分。一方面讚賞我，一方面也描述他自己：「樂觀、對事情充滿好奇、幹勁十足、心胸開闊、有教養、嚴肅，但總是充滿了喜感、哲學而不呆鈍。」

來到紐約工作，我淸楚看到各種不同甚至相衝突的特質，這使得美國成爲科學世界的領導者。例如美國科學家經常與自己的競爭對手交談，願意向外國人學習，又具備本國的驕傲與天賦的優越感。

利伯曼與平卡斯就是最好的例證。他們是研究領域中互相友好的頂尖對手。利伯曼由於先驅的研究受到同儕尊敬，平卡斯則因發明避孕丸而有廣大的追隨者，像個明星。

當利伯曼告訴我，平卡斯邀我到波士頓附近的渥徹斯特基金會演講時，我感動得有點緊張。他指引我方向後，我和太太及三個小孩，坐上我們後來知道只值三百美元的福特汽車。

我報告完後，平卡斯建議我，在回法國的途中，先在中美洲的波多黎各稍事停留，並和加西亞（Celso Ramon Garcia）醫師及其工作人員會談。他們當時正在測試新的避孕藥。我有點排斥，因爲他們用貧窮的西班牙裔女人做臨床試驗（雖然第一次人體試驗是在波士頓）。我在避孕研究方面沒有經驗。平卡斯慫恿我，就去看一看嘛，但我在他的眼睛中看見閃爍。

當我搭的飛機搖搖晃晃飛越加勒比亞海時，我還在因著爲何要到這種熱帶蠻荒地區而不高興。有點累，也有點害怕，我不斷問自己，來這裡做什麼？但到達聖璜市（San Juan）不久，我就知道答案了。看了臨床資料後，我了解避孕丸可以改變婦女的生活。我從波多黎各的經驗了解到，生育控制研究的成果對人類生活產生了多大的影響。我被迷住了——雖然當時我自己還不曉得。

平卡斯找洛克（John Rock）來一起改良他所發明的避孕藥。洛克是虔誠的天主教徒，任教於哈佛大學婦產科。雖然洛克信奉天主教，而且還得跟波士頓清教徒社會對抗，他還是幫了平卡斯很大的忙。他與自己的良知交戰，想要在生育控制與天主教教義間求得平衡。新英格蘭的保守派非常反對口服避孕藥，對他施壓，要他放棄研究。

洛克不僅想改善配偶間的性生活，也想克服人口急遽增加所造成的壓力。甘迺迪總統也是天主教徒，但在當選總統以後，改變了艾森豪政府的政治保守作風，人口控制又時髦起來。洛克認爲需要在避孕上有所突破，就籌組臨床試驗。

洛克想要操控卵子的釋放，讓每月需要禁慾的時間減到最少。這種禁慾方法是天主教當局唯一同意的方法。由於利用藥物來影響排卵是人工的方式，平卡斯和洛克曉得他們會遭受反對。然後，第三位科學家，華裔美籍生物學家張民覺（Min-Chueh Chang，譯音）加入研究群。他的實驗顯示，口服合成的助孕素可以防止排卵而達到避孕效果。一九六〇年初，這三個人把生育控制的方法由機械性變成藥物性的控制。

反對者最後無法與平卡斯長年所累積的名望相抗衡。平卡斯從一九四四年起，已經把世上的荷爾蒙研究編輯成一系列書籍。獲得了私人和政府的資助之後，他把最初的小實驗室擴充成渥徹斯特基金會，這不僅是一個規模龐大的研究中心，而且是每一個在這方面做研究的人的靈感泉源。

口服避孕藥的研發過程

平卡斯在世界大戰前就已著手研究單性生殖，也就是卵子不需接受精蟲受精就能分裂。這一點，法國人巴泰隆 (Eugène Bataillon) 經由穿刺海膽的卵子就可做到，但這只能製造雌性，因爲其來源是單一的雌性細胞。若女人不必男人就可製造女人，將是多麼偉大的革命！平卡斯利用兔子做研究，有了一點初步的結果，但隨後放棄。

後來顯示，哺乳類的單性生殖只能產生原始的胚胎，因爲沒有雄性的成分在，生長到一定的階段就停止。但在無脊椎動物則可能，因此意義深遠。這代表可以經由無性生殖產生新的個體。

平卡斯也研究荷爾蒙的合成和分解，以及它和精神疾病的關係。在一九五〇年代早期，他的國際地位無人能比。當他致力於開發口服避孕藥時我很失望，因爲這是純科學研究界的損失。但平卡斯曉得，能接受他觀念的時代已經來臨。

轉捩點來自凱撒琳・麥柯米克 (Kathrine Dexter McCormick)。麥柯米克是社會名流，在年輕的先生史坦利出現精神分裂症後，退休成爲寂寞的慈善家。平卡斯正在研究精神病的荷爾蒙生化學，這是一個重要但少有人進行的計劃，但麥柯米克太太熱心支助。

麥柯米克太太把平卡斯的事告訴她的朋友，桑格女士。桑格極爲熱心，思想也開明，立意要讓科學對女人有貢獻，她爲美國家庭計劃聯盟和其國際分支機構打下基礎。她曉得，保險套、性交中斷法和禁慾法都不是生育控制的答案。子宮帽必須由專家裝置，也只有在幾家先進的診所使用。桑格安排與平卡斯及麥柯米克夫人見面。

一九五一年，在短暫的討論後，桑格讓平卡斯相信避孕藥對女人的重要性。麥柯米克問他需要多少研究經費，平卡斯進退兩難；幾經追問後他才說：十二萬五千美元。麥柯米克就拿出支票簿。最後，她總共捐給渥徹斯特基金會大約兩百萬美元。

至於桑格女士，人已七十歲，不改其急切的性格，大力支持平卡斯。她自己只能省下兩千三百美元給平卡斯，但她帶領富有的朋友來捐獻。另一位慈善家雷斯克太太（Mary Lasker）在一九四六年設立了一個鼓勵醫學研究的獎項，即「雷斯克獎」，並把榮譽歸給平卡斯。

世界已經好整以待。平卡斯開始提起的「藥丸」（the pill），不是一個內分泌學家在實驗室裡耗費時日的個人探索而已，這個想法出現已經有幾十年。英國小說家赫胥黎（Aldus Huxley），已預見人類人口無限制增加所造成的恐怖。一九三二年，在尚無科學根基的情況下，他在《美麗新世界》（*Brave New World*）一書裡提到控制生育的物質，叫做「藥丸」。

以前在這方面的研究很少，一九三七年，梅克皮斯（A. W. Makepeace）和他賓州大學的同事發現，助孕酮可以抑制排卵，但沒有進一步做下去。類固醇經由腺體合成後，直接分泌至血液中，不經由消化道；口服時會失效。科學家必須發明一種不被消化道破壞的荷爾蒙衍生物——平卡斯正是由此著手。

德傑拉西（Carl Djerassi）現仍在史丹福大學工作，他於一九四九年發現答案。他改變了一個分子，合成一種衍生物——平卡斯於是曉得，是有可能做出避孕丸的。

口服避孕藥的原理，是根據每天吸收動情素和助孕酮的衍生物。動情素和助孕酮一樣，在懷孕時不斷形成，而在懷孕時，兩者都可抑制新的排卵。一直要到胎盤離開子宮，其他的卵子才會受精。平卡斯的研究小組則探討，用多少荷爾蒙可以產生相同的效果。

吃三星期的避孕丸後，再停藥一星期，讓月經來，這樣可以讓子宮內膜清乾淨並且證實沒有懷孕。有些女人感覺噁心或腹脹，但沒有持續的副作用。如果停用避孕丸，女人的生理週期又回復正常。

把性愛與生育分開

避孕丸現已廣被使用，但這個方法在二十五年前面對如潮水般湧來的反對聲浪，一如現在的美服錠。謠傳長期服用避孕丸會危害人體。當代一位偉大的科學家拉卡撒尼（Antoine Lacassagne）曾顯示，長期暴露於動情素下，會使某些老鼠產生乳癌。儘管非常多的科學證據顯示，這情況不能全盤適用，但致癌的擔憂已出現。

另外也有人認爲，吃避孕藥的人以後無法生育，並以一種刻意引人震驚的字眼來描述。這說法實在可笑，事實上，女人除了排卵的時間以外是不會受孕的，而且避孕藥造成的不孕在停藥後很快就會恢復。有些毀謗者帶有種族歧視的色彩，認爲在波多黎各聖璜市的臨床試驗結果，並不適用於已開發國家的婦女身上。

知名生理學家派克斯（Allan Parkes），用諷刺的英式機智來對付批評。他說：「我們要等到這二十年內有足夠數目的女性服用了避孕藥再說，否則二十年內沒有一個女人可以使用避孕藥。」

其實這些批評是錯的。過去三十年裡，雖然有女性服用後發生副作用，就像服用其他藥物一樣，但比起相當多的女性可因此控制生育而不必遭受不必要的懷孕之苦，這些副作用實屬微不足道。這在第三世界更是眞確，因爲懷孕多次對許多女性的健康是一大威脅。

不管對於使用避孕藥的看法如何，它已減少了無數的生命，讓其他存活著的生命過得更富有、更安全。而藥品的改良使得早期的一些不適減少。除了做爲家庭計劃外，它也減少了卵巢癌、子宮內膜癌和良性乳房瘤的發病人數。

今日的年輕女性無法想像，在當年，要將這種現代的生育控制方法付諸實現，需要多少勇氣和堅持。女性知道，決定權在自己手上，但假如平卡斯和同事只是發表他們動物實驗的結果，只建議這種方法用在人身上可能有效，然後就終止，今天情況可能截然不同。

很高興由於有些人視「爲女人發言」爲己任，所以平卡斯的工作得到迴響。科學與社會結合，兩者都會進步。現在由於有了避孕丸，女性把自己有選擇權視爲理所當然，一如我們看到電視上的影像不會感到驚訝。

這是人類第一次把性愛與生育這兩件事分開。避孕丸是一項醫學革命，而且廣義而言，它讓女人自由，從此改變了世界。

回巴黎，繼續努力

我回到巴黎，儘管對於平卡斯的避孕丸深感好奇，但還是繼續進行手邊未完的工作。有了利伯曼幫忙，我有固定的職業，能安排未來清晰的走向，而且用最好的方法來達成。他和我是唯一對DHEAS做有系統研究的人。但這也造成經濟上的困難。

爲了有所進展，我需要買放射性荷爾蒙並擴充儀器設備。在過去，傑爾會把他在育兒學校的預算給我，他在那裡有一個可以測量懷孕婦女荷爾蒙的臨床化學實驗室，現在他開始擔心我的研究會侵犯他的領域，這使得我們的關係變得很緊張，此外他自己的資源也有限。

後來好運來臨，使情況改觀。這是因爲新的改革所致，法國科學家在大學醫院可以得到適當的待遇而不必開業。因爲新血加入，而且法郎稍稍升值，舊的法國國家衛生院升格爲國家科學與醫學研究院（INSERM）。董事會決定要直接提供機會給新一代的研究者。這是很大的一步，打破了過去嚴格的階級觀念。

我的名字被列在上面；不必我開口要，我便成爲獨立的國家科學與醫學研究院研究單位的主任，有技術員和一位秘書，還可以收學生及外國科學家。這是第三十三研究單位，也就是我現在負責的單位，它位於比謝特醫院的新建築裡。比謝特醫院的原建築是一座十三世紀的堡壘，我的辦公室剛好俯瞰以前的精神病院。薩迪侯爵在法國革命時曾被關在這病院裡一段時間。三十三這數字聽來特別有味道，因為傳統上，法國醫師在檢查病人胸腔時會請他說聲「三十三」("trente-trois")。

那是我人生的轉捩點，也是唯一的選擇。當年由於柯利爾教授投下祕密反對票，使我無法在法國大學上班，而政治的肉搏戰也把我的另一扇門關閉。我應吉內斯（Lucien de Gennes）之邀，到他的醫學部門工作。他是一位很聰明的內分泌專家。由於我可能會被任命接替他，去做布魯賽醫院的內科主任，因此他的同事阻斷了我的任命。這又是命運另一次的安排。如果進了布魯賽醫院，我的第一職責會是照顧病人，收入不錯，但會讓我無法專心作研究。

平卡斯繼續與我保持聯絡。一九六四年，他邀請我在他那著名的科學聚會中談我的研究，會議在紐約州北部的喬治湖舉行。我們住在湖邊的小屋，平卡斯和夫人住在較大的一間。我已經忘了有關討論我論文的事，但仍清晰記得這位偉大的醫師和夫人走進餐廳的儷影。他一身黑色正式禮服，打著領結，夫人穿著閃閃發光的絲絨晚禮服。我們遵照傳統的舊世界禮節，穿戴整齊赴宴。

其後，平卡斯提名我為籌備腎上腺皮質類固醇國際會議的國際委員會委員。他也讓我擔任世界衛生組織有關人口和生殖問題的專家，定期到日內瓦開會。他挺有魅力，人不太客氣，不過目標倒是很清楚，他想要組合一群專家推動他最愛的計劃：發展避孕方法。

荷爾蒙研究是很小的範疇，研究者之間的友誼很快產生，但競爭的方式也很奇怪。我於喬治湖演講之後，從游泳池走出，發現一個戴著近視眼鏡的禿頭男子坐在池邊，腳則浸泡在水中。他是黑許特（Oscar Hechter），也是平卡斯有關腎上腺荷爾蒙合成的論文的共同作者，他自認是荷爾蒙生物學的重要理論學家，可以影響全球的研究。我有點緊張地問他對我的報告觀感如何。

他用既不留情又粗魯的口氣說，他當時不在場。更糟的是他還說，DHEAS和其代謝引不起任何人的興趣。我帶著尷尬的笑容走開，也爲此難過了好幾年。一直到我們在平卡斯的葬禮再見面，以及他在教授休假那一年，來到我的實驗室工作，我才了解他的眞正反應：挫折感。

黑許特曉得，像他那麼有鬥志和智慧的人可以做得更好。他的研究結果和觀察分析，讓荷爾蒙的知識進步很多。最後我們變成好朋友，而他的忠告也促成我寫這本書。

與胡梭藥廠結緣

一九六二年，我從紐約回到巴黎，接到胡梭先生的電話，他這時是胡梭-烏克拉藥廠的總裁。胡梭-烏克拉是當時法國第二大藥廠。朋友曾向胡梭先生提起我。胡梭先生活潑可愛，坦誠又慷慨，他堅定的保守主義作風，並不減弱他在政治以外的冒險精神。他的父親建立了這個家族事業，而且在死前要求他們不要將之出售。胡梭富有而且無憂無慮，喜歡打獵、跑車、飛機，到世界各地旅行，但他學習藥學，而且覺得有責任讓胡梭事業永續經營。

我以前不太欣賞製藥工業，總覺得這好像偏離科學研究，比較帶商業色彩。但那時我已改變了這種想法，因爲我知道，在一個沒有私人製藥公司的國家，人民會嘗到苦果，例如蘇聯急需避孕藥，它的墮胎率是出生率的數倍，這與美國和法國剛好相反。

大學的實驗室可以專注於一、兩項研究主題，並不需要立即將之應用。但製藥工業不能純粹探討學術，重點應放在研究出有效、可上市，並能獲利的藥品上。製藥工業的研究者，必須在純科學和碰觸到經濟、政治、倫理和個人野心的諸多事情中，取得一個平衡。

胡梭問我，可不可以去當他們的研究主管。他對我不太了解，只是憑直覺做決定。我馬上拒絕，他感到很驚訝。我認爲學術自由比權力和金錢更有價值，而我也樂於做公開研究，因此向他建議，我只擔任顧問；但他們要讓我在他們龐大而且高品質的實驗室測試我的假設，而且讓我從他們那裡取得別處很難拿到的化合物，好在國家科學與醫學研究院做研究。

這種安排讓某些人皺眉，因爲在「純學術的科學家」與「從科學得到利益的人」兩者間，有一道神聖的界線。在我們神聖的殿堂內，將純科學移轉給私人企業會受到唾棄，也會招來嫉妒，因爲私人企業給的待遇很高。儘管如此，下列原則仍是很確定的：企業自由競爭可以鼓舞品質，但不能以不當方式獲利；科學進展應由全體社會共享；新的發現不一定能在臨床上應用；科學是神聖的，商業是世俗的。

問題在於如何平衡。學術欲保持獨立和傳統，這樣的態度沒有錯，但更多的交流是必要的。這些年下來，在全然孤立做研究的科學家和把研究應用在人類的人士之間，原有的隔閡似乎稍爲疏通了些，但在我看來，這仍然是一道鴻溝。

我與胡梭-烏克拉的合作，從一開始兩邊的成果就很豐碩。一九七二年，胡梭先生於直昇機的意外事故喪生後，我覺得更有可能和這個公司一起工作，因爲我的老同事兼志同道合的朋友沙基茲繼任該藥廠的總裁。

尋找新的荷爾蒙研究課題

一九六五年，我知道暫時我已將DHEAS研究得差不多了。我已發現如何追蹤其分泌，不過還不清楚它在人體的作用。這是全新的領域，而我缺乏工具以探討其作用。無論如何，這是應該再深入的時候。我看過很多實驗室的領導者，只靠事業剛開始時的單單一項發現維生，我則認爲，最好是擴展研究，用嶄新的方法來處理。

爲了尋找新的挑戰，我要利用我過去的類固醇經驗。時候到了，可以開始用新的方式看待荷爾蒙。分子生物學已被用來研究細菌和濾過性病毒，但尚未用在動物科學。新的生物學漸漸成形，我要用它來研究荷爾蒙。

華生（James Watson）和克里克（Francis Crick）兩人，於一九六三年因爲DNA的研究得到諾貝爾獎，大部分人這時已了解用分子生物學的方法來研究疾病的重要性。他倆的發現，指出一條我過去忽視的道路。不過，環顧四周，我只看到幾個開拓者。

芝加哥的賓・梅實驗室的簡森（Elwood Jenson），利用放射性氚標記雌二醇衍生物來追蹤荷爾蒙。他發現「動情素只留在子宮內」，這讓科學又進一步。這種研究方法簡單但具革命性：觀察荷爾蒙在哪裡，而不是看它在做什麼。

我們對荷爾蒙的調節作用知道不少，包括加入或去掉荷爾蒙時，它如何誘發改變。我們也知道，訊息傳導讓身體以特別的方法來對荷爾蒙反應。但我們對所有的成分並不清楚。一九六〇年代中期，醫學仍採十九世紀的古典方法，由外科醫師去除內分泌腺體來減少荷爾蒙。但我要找的是干涉訊息傳導的方法。

經由發現和阻斷特定的接受器分子，科學家能在標靶細胞作用；不管荷爾蒙是否減少都沒有影響，因爲若訊息沒有發出，荷爾蒙在身體一樣沒有作用。根基於受器作用理論的新內分泌學正在蓬勃發展，重點顯然是研究這些受器。

繼簡森之後，許多有關動情素受器的研究在進行。我也把實驗室的重點放在這方面，以及性類固醇受器。很明顯的，這方面需要更多研究，任何發現都可能讓生育控制更進一步。平卡斯的興趣已經感染了我，我想繼續朝此方向進行。當時平卡斯從事的是生理學研究，我們現在則可做分子內分泌學研究。

在當時，生育控制在法國仍是處女地，但經由平卡斯和在日內瓦的世界衛生組織會議，我跟得上國際進展。不久，我的科學研究漫向政治範疇。

根據一九二〇年的法律，法國女性不可以使用任何避孕方法，只有保險套可用，因它可用來避免從妓女得到性病。子宮帽和新開發出來的子宮內避孕器都是不合法的。密特朗一九六五年競選總統時，政見之一就是消除這道古老的法律。儘管那次他落選，但這想法已深植民心。衛生部委託十三位「聰明人」，包括我，來研究這個問題。

其中只有兩位對外國的情形有所了解，沒有一個人對避孕丸有臨床經驗，但我們在有所保留的情形下贊成。我們的詳細報告是保密的，也沒有政府參與決定，但隔周的《巴黎姻緣》（*Paris Match*）雜誌製作了一個封面：一個滿足的母親，微笑而安祥地把小孩抱在臂彎中。標題寫著「避孕丸亮起綠燈」，這十足表達我們的想法：「有所選擇的母親將會更快活」。大家都知道我贊成避孕丸，我也提供了大部分的資料給委員會。反對者指責我爲了得到大眾的支持，而把我們的觀點洩漏給大眾媒體。事實並非如此，我並不曉得是誰洩漏的，但法國到處都見嘲弄。在戴高樂當選後不久，法國國會投票通過，可以避孕。

在法國國家科學與醫學研究院，我們辛苦研究類固醇接受器。胡梭-烏克拉的年輕研究者來院裡學習，好回去藥廠製造藥物，我更了解了我的研究可能扮演的角色。在日內瓦的會議，我埋首研究貧窮國家由於缺乏避孕所帶來的痛苦。我夢想著用實驗室的研究成果來開發新的方法。

到印度考察

一九七〇年，我找時間和法國文化代表團到印度考察第三世界的情形。在孟買、加爾各答和貝那列斯等城市，我親眼瞧見我常常在日內瓦看到的人口統計數字。

有天早晨，我走上往加爾各答火車站前的橋，被往前衝的人潮推擠，乞丐沿著鐵軌站立，每一個人都企圖爭取過客的有限同情。有一個女人把小孩的屍體舉到我面前說：「摸摸他，你會發現他是死的。」她懇求說：「你看看吧！請給我錢。」

在那一次旅行當中，我下定決心，非要找出解決這種苦難的方法不可。凡有良心的西方人，一旦淸楚看見第三世界的情形，都會產生這樣的目標，但我覺得我特別有義務對此付出。當我們拜訪當時印度的女總理印蒂拉·甘地（Indira Gandhi）時，我了解到一件事：答案將不只在於冷靜的科學。

我提出我做的一週一次避孕丸研究想法時，甘地夫人以粗暴的國家主義口氣答道：「爲什麼不是印度避孕丸？」這是不適當的反應，但與許多第三世界的領導者不同的是，別人想要增加全國人口，她則企圖把國內人口維持在可以處理的範圍內。有些領導者鼓勵生育，好使國家人口增加。

不管是在開發中國家或別處，無可避免都會出現政治和社會的障礙。在法國，這些障礙相當大。在新的生育控制法律通過後，法國必須組織研究群並訓練專家，並設置監督口服避孕藥的單位。政府設立基金來研究胚胎發育和嬰兒疾病，但生育控制的研究則大大落後。錢和專家能力以外的事，使得法國在這個重要新領域的研究提不起勁。這是十分諷刺的，因爲法國女性是世上最常使用避孕丸的人口群。這問題也許是我們的醫生和研究者的文化和教育背景所致，也反映我們社會的情形。法國人施行避孕，但很少公開討論，就算是有影響力的女性也不說。

我和胡梭-烏克拉工作時，發現了這種奇怪的緘默。一九六〇年代末，沙基茲當時是位於羅曼維勒一家研究室的主任，我向他提議，按照平卡斯的方式用避孕丸來阻斷排卵。如果能用胡梭的化學家合成的新助孕素類固醇，可能比現有方法安全，也較舒服。就商業而言，它不管在法國或其他地方都會成功。但這個計劃受到排斥，也引不起興趣，最後，德國的先靈藥廠、荷蘭的歐嘉隆藥廠和美國人分享了這個市場。

這個挫折反映出法國人的極大弱點：不了解人口問題的重要性。這種阻力以前來自政府高層，而今天大部分仍源自於此。法國在這方面沒有提供研究經費給世界衛生組織。法國人喜歡較高尚的觀念，例如地理政治學、生態學，而不是人口統計學。只有歌斯陶（Jacques Cousteau）最近嘗試讓大衆了解這個問題。在生育控制方面，我們法國的文化與心態有著牢不可破的曖昧。

美服錠就像許多科學發現一樣，一步接一步，然後忽然間下一步轉向完全不同的方向。在科學上，兩點間最短的距離，可能是很長的一段迂迴曲折。

雖然有人忠告我換方向，我還是選擇了性荷爾蒙和接受器。所有類固醇都有共同的性質，而我的工作在皮質酮方面較爲成功。它們在醫學上廣被使用，且帶給藥廠很高的利潤，但平卡斯用許多方式鼓舞我研究生育控制。

邁向美服錠的第一步

一九六〇年代中期，我已在第三十三研究單位，開始追蹤荷爾蒙如何在接受器上作用。福特基金會給我七十五萬美元的長期研究經費，在我的堅持下，沒有附加任何條件。福特基金會指定該筆經費必須用來做人口控制的研究，但我要求研究自由，範圍要寬廣，我曉得我的最終工作目標可以達到福特基金會的要求。不過我覺得，必須先了解性荷爾蒙的作用機轉，才有可能對別的醫學問題有貢獻。其實，在發展出美服錠的十五年當中，我們的研究十分多樣。過去，著名的發現常常不是完全集中在某一個地方，而且常是許多人用不同的方法參與。事實上，多樣化常帶來成功。我們用開放的心胸來做研究。

類固醇荷爾蒙受器在身體表面太稀少，無法用現有的化學方法來做詳細研究。最初我們尋找可以與類固醇結合的蛋白，因爲它們的量較多。我們找到血中有一種叫SBP的蛋白（性類固醇結合血漿蛋白，或叫SHBG，性荷爾蒙結合球蛋白，常常用在臨床上）。但其結合特徵與受器完全不同——受器乃是居間媒介荷爾蒙的作用，而SBP蛋白只是運送荷爾蒙。我們需要一個更直接的方法。

我們先改良測量受器的方法。羅徹福（Henri Rochefort）那時是住院醫師，在從事自己的事業之前，記載了許多對雌二醇受器的重要觀察。他現在是蒙特培利爾（Montpellier）大學的分子生物學教授，也是世界頂尖的乳癌專家。

為了有進一步了解，我們觀察其他性荷爾蒙。我們發現有關睪固酮的一些事情，它們成為治療前列腺腫瘤的基礎。然後，羅徹福的一位朋友米格隆（Edwin Milgrom），也是位能力很強的醫師和科學家，加入我們的實驗室，幫助我們對準助孕酮受器。

我們首先嘗試用簡森的方法，來追蹤放射性助孕酮如何到老鼠的子宮，結果十分有限。後來我們知道，老鼠的助孕酮接受器特別脆弱，但在研究動情素受器時則較成功。我們把子宮磨碎，然後在試管內檢查助孕酮與接受器結合的情形。在天竺鼠身上的實驗效果最好，牠們和女人一樣，月經週期也是二十八天。

米格隆和我觀察到，如果先注射雌二醇（天然的動情素）到實驗動物身上，可以有更多的助孕酮受器，這種情形模仿女人月經週期的前半部分。它也顯示荷爾蒙生理學的基本原理：用一種荷爾蒙（雌二醇），可以經由增加接受器，來加強第二種荷爾蒙（助孕酮）的作用。

一九六九年，我們在天竺鼠的子宮查出助孕酮受器。現在回顧，這是邁向美服錠的一大步，但那時只是用放射性助孕素做實驗。我們仍然需要知道，與助孕酮受器結合的類固醇是否必須是助孕素（模仿助孕酮的作用），用拮抗劑（阻斷助孕酮的作用）行不行得通。我們已經發現受器，但我們仍然在尋找拮抗的類固醇，我們必須看看它是否可以和受器結合。

當我們在實驗室尋求解答時，也和同僚密切接觸，並且尋找其他方向。科學研究者不像開路機的駕駛，可以對著一個特定的目標直直開過去，他必須攻擊整座山，心存數個目標。最後他可以發現他原先打算尋找的目標，也可以發現別的東西。

在追蹤助孕酮接受器後，我把我們的初期結果與美國的歐馬立（Bert O'Malley）討論，他在美國國家衛生研究院的研究小組研究荷爾蒙對母雞生蛋的影響。過去我和他曾是目標相似的同事和競爭者；本來，某甲的發現可以幫助某乙，但不同的觀察讓我們朝不同的方向發展。我向歐馬立提出關於我們在某種血液蛋白質所犯的錯誤，我們發現，這種蛋白質可以模仿荷爾蒙與受器的結合，以致出現假的結果。

一九七〇年，我在柏林召開第一次有關受器的國際會議。有人證實了我們的發現。我們有了新的突破，也從別人在相關領域的研究結果得到收穫。

一旦發現了助孕酮受器，就很容易做研究。在我的實驗室，我們發現，給予動情素時助孕酮受器數目增加，但若給予助孕酮，則受器數目反而減少。這叫做「往下調節」。一旦助孕酮發出訊息，接受器的濃度就減少，這是自然界防止荷爾蒙過度作用的方法。

這種助孕酮的負面效果，讓我想出解決人類生殖的新方法。我曉得我正朝某件重要的事情前進。如果我們能用藥物減少助孕酮受器的活性，並防止荷爾蒙的作用，我們就可以短暫改變生育過程，這是生育控制的關鍵。

我們研究出一種月經中期的藥丸，編號ＲＵ二三二三，它可以減少助孕酮受器而不會呈現助孕酮的活性，這樣，可以一個星期吃一次藥來避孕，而不必因每個月經週期需吃二十一次而不舒服。

在海地的試驗並不理想，但我們繼續研究，時間完全沒有浪費。一九七五年，我已經想出減少助孕酮活性的方法，但我發表的論文〈抗助孕酮效果和中期（近排卵）避孕〉，沒有引起多少人注意。

我們經由分離受器和獲得抗體來強化我們的研究。理察-佛依（Hélène Richard-Foy）設計了新技巧，而美國學生福斯（Linda Fox）發展出頭一個抗受器的抗體。我們改善研究方法，而雷諾瓦（Michel Renoir）在我們和歐馬立的競爭中，率先發表分離助孕酮受器的方法；這時歐馬立在休斯頓。在我的實驗室中，法國學院的加斯克（Jean-Marie Gasc），設計出用顯微鏡追蹤助孕酮的方法。顯示即使沒有荷爾蒙，也可以看出受器位於細胞核。

研究一開始，我就對依利諾大學的葛爾斯基（Jack Gorski）的工作感興趣。葛爾斯基發現，身體組織的受器在沒有與荷爾蒙結合時，是大型而不具活性的分子，一旦與荷爾蒙結合，這些大的受器就會變成小的、活化的形式，附著於它們所調節的基因。

我覺得，分離這些大的受器可能比較容易，要說服同事則需要花點力氣。梅斯特（Jan Mester）是來自捷克的年輕化學家，在一九六八年悲慘的布拉格之春事件之後，不想回祖國，於是研究得更熱心。我在倫敦遇到他，帶他回巴黎，後來他定居下來，並成爲法國公民。

我開始研究較大的接受器，很快就有結果，而且研究視野也變寬了。我和研究分子生物學的義大利婦科醫師卡特利（Maria-Grazia Castelli）工作多年，研究複合蛋白質的交互作用。我們看到接受器分子的構造是不均質性的，它不僅包含助孕酮受器，也有另一種蛋白，叫熱休克蛋白（hsp），它不會與荷爾蒙結合。

當細胞受到壓力或熱的刺激時，它們會製造熱休克蛋白，以幫助其他蛋白質修改它們的形狀來抗拒休克。我們發現，在沒有荷爾蒙的狀況下，熱休克蛋白像帽子似的戴在接受器上面，讓它不要和基因作用。當荷爾蒙與它結合時，接受器會改變形狀，丟掉熱休克蛋白。當帽子去掉後，接受器就與基因接觸，發揮作用。

轉移目光有時是幸運的

一九七五年時，我們還沒有發現一種可以和助孕酮受器結合但對抗荷爾蒙作用的分子。我們繼續尋找，但我決定改變看法。

誰曉得爲何研究者會突然改變做法？可能很單純只是厭煩於反覆面對相同的分子、相同的專家，以及相似的顯微鏡下所見，想經由另一個角度來重新檢視老問題——無論是什麼理由，我很幸運，我走到另一個新的方向，亦即類固醇在細胞表面的作用。

在某一場演講中，我明白助孕酮可以誘發卵的分裂，也就是減數分裂，至少在兩棲類是如此。就在那時，斯拉特金（Sabine Schorderet-Slatkine）從日內瓦大學打電話給我。她研究減數分裂很久了，但無法在細胞核找到助孕酮受器，我認爲是技術錯誤所致，並提出想與她合作。

初期的工作顯示她是對的，我們並沒有看到正常情形下應出現的反應，即受器在細胞核。

經過數年熱烈的研究，我們發現一種截然不同的助孕酮受器，它在細胞膜，不會作用在基因。這個發現開啓了一個嶄新的類固醇研究方法。

阻礙減數分裂，似乎就可以發揮避孕作用。經由阻礙這種新型細胞膜上的助孕酮受器，我們能夠防止卵子成熟到可以受精。但在哺乳類研究減數分裂比較困難，與兩棲類不同的是，它不會被荷爾蒙誘發，這樣很難做基礎研究。離找到新避孕藥的路很遙遠。我讓這個計劃先懸著，而不是在超越我能力的範圍外偏離方向。不過，分離出這種新的受器產生一些引人興趣的問題。

如果我們能在某種細胞發現細胞膜受器，還可不可以在別處也找到？一個可能的地方是中樞神經系統，在此，細胞膜的改變會產生電的現象，而且非常快速。早期我在巴黎沙培特利勒醫院擔任精神科住院醫師時，對中樞神經系統有一些想法，今日這個假說，使我重拾那些想法。

我有一些線索。技術員柯培蕭特（Corlette Corpechot）從我研究早期以來就從事DHEAS的工作，他在老鼠的腦組織發現這個化合物。這是很古怪的，因爲老鼠不像靈長類，腎上腺不會分泌DHEAS，這類固醇一定來自老鼠的中樞神經系統本身。我們再度檢查這些資料，而斯德歌爾摩的卡洛琳斯卡研究所的斯堯瓦（Jan Sjovall），利用質譜儀檢查我們的萃取物，證實了我們的觀察。我叫這種類固醇爲神經類固醇。

當時我有候貝（我永遠的，不可或缺的同事），以及一群年輕的研究者幫助我，但工作進展緩慢。儘管我們不是訓練有素的神經生物學家，但早期的結果顯示，在中樞神經系統的發現很有意義，事實上，某些神經類固醇會影響GABA受器。GABA是讓神經功能穩定下來的神經傳導物質。

上述這些最初的迂迴曲折，開啓了我新的研究視野。

關鍵的 tamoxifen

另外，一項本來是純學術性質的關於雞的研究，成爲我邁向美服錠的重要一步。這也是一九七〇年代中期的事。

我們選擇雞蛋蛋白質的合成，做爲精確分析類固醇荷爾蒙的生物模式。由於雞的輸卵管可以合成相當多的蛋白質，因此我們的實驗變得很簡單。我們能給予荷爾蒙和抗荷爾蒙來觀察活性變化。

一位紐西蘭科學家蘇德南（Robert Sutherland）在澳洲做完研究後，來到法國國家科學與醫學研究院進行 tamoxifen 的研究。這是一種抗動情素，可以用來治療乳癌，蘇德南證明，這種強力物質是純粹的抗動情素，可以作用在雞身上，而沒有動情素的效果。由於乳癌與動情素有關，所以 tamoxifen 可經由阻斷動情素的作用來治療乳癌。我們希望在助孕酮方面也能找到類似的拮抗劑。

tamoxifen 的化學構造與其抗荷爾蒙活性，讓我嚇一跳。它的分子構造類似 diethylstilbestrol，簡稱DES。DES是一種強力的合成動情素，tamoxifen和動情素的主要差別在於，tamoxifen多了一個化學環，使其變成抗動情素。我想找到一個助孕酮的構造類似物，但能對抗助孕酮，不過，這種拮抗物事實上與DES的活性一點關係都沒有——後來盲目反對美服錠的人，對此完全不了解。

一九五〇年代，兩個美國醫生誤以爲缺乏動情素會造成自發性流產，因此讓有流產危險的婦女服用DES做安胎之用。幾年後，這些婦女的女兒大部分出現生殖道異常，百分之一左右出現癌症腫瘤。但DES沒有受到太多譴責。錯誤出在當胚胎發育時給予強力的動情素。事實上，DES是第一個成功用來對抗癌症的藥，在四〇年代由諾貝爾獎得主哈金斯（Charles Huggins）於芝加哥使用。

Tamoxifen不尋常的構造給了我一條重要的線索。它和DES有相同的基本構造，而添加上去的抗荷爾蒙化學環不會干擾它和動情素受器結合。很清楚的，荷爾蒙受器的鑰匙洞讓它有活動的空間，可添加一些化學環進入像助孕素這樣的荷爾蒙，來製造我們所需要的抗荷爾蒙。

我把想法告訴胡梭-烏克拉的主要化學家布庫特（Robert Bucourt），以及該公司的一些資深藥理學家。在這種理論基礎下，我認爲前景很樂觀。

美服錠與DES的關係不大，但日後經常糾纏我們。反對這藥的人說，它是化學定時炸彈，因爲它可能犯下與DES同樣的傷害，一提到DES就讓人害怕。就科學上而言，這是可笑的。美服錠與DES一點關係都沒有。

七〇年代，當我們往抗助孕酮的路發展時，我也從事一些與生育控制沒有直接相關的研究。我相信這樣做可以在思想上和技術上刺激實驗室，會更有可能出現新的選擇。

在第三十三研究單位，我對這個團隊所有研究者的未來負責。在這個由不同個性和興趣的人所組成的小團體中，每一個人必須找到他自己的工作範圍。學生才剛展開事業，而年紀較大的科學家也在重新調整自己。在人與人相處的部分，由於經常互動，大家都很滿意；在科學上則頗具挑戰性，大家分工合作，朝向一個目標。在這種情形下，獲得意外發現的機會很大。

胡梭-烏克拉對我們是一大助益，但他們認定的優先次序不同，即使我對我們發展抗助孕酮的結果將如何已經看得很清楚，但我不能告訴胡梭。在商場上，性荷爾蒙的名聲不佳，大家認爲商業利益有限，因此藥廠把它排在發展順序的底線。

減少墮胎：研究者的難題

藥廠對於我們在一九六八年提出的口服避孕藥並不太支持。七〇年代，同事們也不想有太多的發展。他們認爲在這方面已經有很多東西，很少人願意再花心力在避孕藥上。

這個觀點舉世皆然。口服避孕藥於市場行銷十年後，已證明有效，而且耐受性佳，因此可以想見的，愈來愈多人會接受它，並行銷至第三世界。爲了改善避孕丸的效能，科學家正在研究一種注射一次便可抑制排卵數個月的藥。有數種子宮內避孕器已很完善，裝置一次，數年有效，它可以提供另一種選擇，避免因爲使用荷爾蒙而產生副作用。此外還有結紮。

乍看之下，數字顯示有愈來愈多的人做生育控制。超過一億兩千萬的女人和五千萬的男人已經結紮。另外有七千萬的女人使用子宮避孕器。每年五千萬人使用避孕藥。這樣看來似乎墮胎數字很快會下降，事實並不然。

從另一個角度來看，這些數目字也讓人覺得不舒服。結紮相當於殘缺，我不喜歡其不可逆性。但沒有其他夠可靠的方法。只有百分之五可以生育的婦女使用避孕丸，就算服用，也不盡然按時；由於不規則服用，因此失敗率在某些地方超過百分之十五。

在少數懂得提出警訊的專家當中，南斯拉夫的安德斯克（Lidija Andolsek）特別讓人感動。在日內瓦召開的世界衛生組織的討論會中，她用冷靜的口氣闡釋墮胎的嚴重後果。會場中大部分是男人，無法有相同感受。她知道事實並將其說明得很清楚，她的訴求讓我相信，即使避孕方法是重要的一大步，還是不夠。

在某些已開發國家，墮胎數目也許有減少，但在避孕藥稀少的第三世界某些地方和東歐國家，墮胎數顯然在增加。在墮胎不合法的地方，女人仍然遭受痛苦和死亡。

儘管藥品公司的領導者也許能從人性的角度來體會問題，但若從利益得失的衡量看來，希望不大。許多抗助孕酮的問題仍然沒有得到解答。在發現助孕酮接受器後，我們還沒有找到可以和它有效結合的抗助孕素。我們最初對RU二三二三抱有一線希望，最後仍然失望。

我們還是沒有找到符合理想的化合物，更糟的是科學家還不敢肯定說，抗助孕酮在動物上的效果是否可以運用到人類。雖然助孕酮對老鼠和兔子的懷孕似乎不可或缺，但尚未證明抗助孕酮可以使女人停止懷孕。

控制生育是一樁多麼要緊的事；我們都開始注意到，需要有應付各種不同情況的新技巧來控制生育，這包括考慮到國家、文化、年齡和家庭狀況。目前可用的方法，無法涵蓋所有需求，而現行方法的效果不如預期。

墮胎不是一樁很快就會消失的醫學問題。從最先進的社會到未開發的社會，女性都亟需一種較簡單且有效的方法來控制生育。也許對於某些人而言，快樂和成就可以彌補墮胎的痛苦，但多數人可能無法如此。

燃起新希望

前列腺素帶來新希望，瑞典的伯格斯卓姆、沙莫松和拜德曼等人，設計了一項懷孕中期墮胎計畫，臨床試驗在卡洛琳斯卡醫院進行。我替世界衛生組織到斯德歌爾摩去評估他們的工作，好給予研究支援。當時我們都不知道，幾年後，我們所走的不同而平行的道路，居然交會了。

探索的引線點燃了創造力。一九七〇年，德傑拉西在《科學》雜誌發表了一篇文章，叫做〈一九八四年以後的生育控制〉，讓人想起作家歐威爾在小說《一九八四》中的描寫：「大哥」(Big Brother) 控制了生命。但德傑拉西的預測比較好，他預見一種可以停止月經週期的化合物，並可以在懷孕開始時將懷孕終止；理想上，這將在懷孕的頭八週發揮作用。奇怪的是他並沒有提到抗助孕酮。他提出讓黃體萎縮來減少助孕酮的量，而他認爲前列腺素可以辦到，因爲已經在動物實驗中證實。

可惜，沒有人能夠使用一種天然或合成的化合物，充分作用在人的黃體。前列腺素可以終止懷孕，主要是因爲它能促進子宮收縮和子宮頸擴張，但它也可以使消化器官強烈收縮，造成噁心、嘔吐、下痢，有時心臟血管也不舒服。研究者想要發明比較不會有副作用的衍生物，特別是可以局部或口服使用。

由於受到第三世界的刺激，我對控制生育的抗荷爾蒙研究漸感興趣。每天有五百位婦女死於拙劣的墮胎術，更有一千五百位婦女死於懷孕的併發症。由於營養不良、衛生狀況不佳和醫療設備不全及社會文化情況，先進國家的進步，對這些貧窮國家並沒有多大幫助。

雖然我利用RU二三二三這種月經週期避孕丸做的實驗已經失敗，卻也更說明，利用荷爾蒙週期來避孕是不實際的，月經再怎麼規則的婦女，也可能會改變週期，因此我尋找其他方法。

一九七六年，世界衛生組織給我一點錢，研究月經週期中和懷孕開始時子宮的助孕酮受器變化。我們已經發現荷爾蒙如何影響天竺鼠子宮的接受器濃度，現在我們想要觀察人的變化。在檢查巴黎近郊的克列特爾醫院所提供的子宮內膜切片時，發現了相似的變化。我們想將其結果延伸，來做較寬廣的結論。

當我知道美國聖路易的匈牙利裔生化學家可薩坡（Arpad Csapo）的研究結果時，我終於相信，助孕酮是我的主要目標。他證明助孕酮是懷孕早期不可或缺的因素，讓我很淸楚了解，抗助孕素可以產生相反的結果，那就是流產或墮胎。可薩坡的結果從子宮碎片的研究中也得到證實，研究顯示，助孕酮可以讓子宮收縮明顯緩和下來。他發現：荷爾蒙可以對抗前列腺素的墮胎效果。

可薩坡也證明，即使短暫終止助孕酮的效果，也會造成子宮內膜不可逆的改變，而防止胚胎植入，因此造成墮胎。接受器的生理研究結果，顯然已經釐清了助孕酮的角色和作用機轉。雖然科學有所進展，但人類的需求還未解決。七○年代末期，我對於由世界衛生組織所支持的家庭計劃中心的成果感到失望。仍然看不到新的生育控制方法。

在很多國家，有許多團隊正在找尋較新的方法，但由於任何生育控制方法總是引起爭論，所以有阻力。生育控制，大大不同於照顧因貿然服藥而不深思其深層意義的病人。生育控制牽涉到的是健康個體，除了自己的身體之外，也要考慮到家庭背景。

冷卻，阻力，再得支持

世界衛生組織的熱心開始冷卻，而各大學實驗室已經很少做有關避孕的研究，藥廠則幾乎不做。但統計顯示，墮胎數字如此驚人。

我自己的目標很清楚，抗助孕酮藥物可以提供另外一種醫療選擇，而且比目前使用的方法更不具傷害性。從在平卡斯身邊的第一天到現在，我已經改變很多，開始追求特定的目標。

我與胡梭-烏克拉的合作，對於發現正確的藥物是極重要的。生物學家也許會發現合成新分子的「目的」，但化學家必須實際「做出」新分子。任何一家藥廠的財富，主要依靠化學工業；當然可以合成別人已經取得專利的藥物，但這樣一來利益也必須與人共享。若要擁有豐厚的利潤，就必須要有原創性的實驗室工作。製藥工業的領導者通常是化學家，沙基茲是少數的例外。胡梭-烏克拉的實驗室以其精密的化學，特別是在類固醇方面聞名。但事情漸漸在改變。

一九七六年，胡梭藥廠提名伯席爾（Jacques Bossier）爲研究室主任。他是知名的藥理學家，也是頗富影響力的大學教授，中樞神經系統的專家，但對荷爾蒙沒有興趣。他曉得類固醇藥物的獲利程度比起抗生素實在有限。今日他進入私人企業，便堅持所有的研究必須利益導向。

顯然，不管是伯席爾，或其他聽過我在胡梭-烏克拉簡報的資深人員，都沒有把我有關tamoxifen構造，以及可藉此合成其它與受器結合的藥物的想法，交給實驗室的化學家。

幸好助孕酮與可體松及其衍生物很相近，可體松恰巧替助孕酮鋪路。可體松與其衍生物可以控制新陳代謝、血壓和若干神經系統功能，它可以影響某些腫瘤，也可作用在感染、過敏、發炎、休克、燙傷和受傷。

抗糖皮質類固醇可以對抗可體松及其衍生物的活性，但還未用於治療任何疾病，這是因爲還沒有開發出可以使用的藥物，不過往那個方向研究可能有用，而且可以藉此尋找抗助孕酮。有些專家懷疑可體松拮抗劑的醫療價值。爲了簡化研究和使結果淸晰明瞭，我建議應研究抗糖皮質類固醇加速燙傷和刀傷的癒合速度，以及治療靑光眼。因爲藥品可以局部使用，將會比較好測試，而且可能沒有副作用。此外它也比較沒有爭論。

在經理和研究者間的年會上，我的演說並沒有引起多大的興趣或評論，但大家都同意，我們應該至少投資一部分在類固醇上，也很少有人願意剝奪胡梭-烏克拉的高品質研究。還好，公司仍然保留荷爾蒙和抗荷爾蒙的化學研究。

會議中有兩位來自赫司特藥廠的代表，他們默默注意著排列在底線的研究。但我也有兩位盟友，他們和我一樣都是顧問。一是侯塞特（Edouard Housset），他後來擔任一所醫院的院長，堅持類固醇研究的醫學潛力，而另一位是巴東（Derek Barton），討論會中若科學上稍有不精確，就會嚴厲質問。巴東爵士是位天才化學家，對我的論點頗多支持。

主要由於沙基茲的支持，讓我的計劃不致因爲藥廠支持別的較會賺錢的計劃而被擱置。他曾經是傑出的荷爾蒙研究者，因此了解我工作的重要性；而他也是公司的總裁，有足夠的影響力來保證對內分泌研究支持——這對我們就夠了。

誰是「RU四八六之父」

托其（Georges Teutsch）是維護胡梭-烏克拉聲譽於不墜的化學家之一，負責執行我曾參與規劃的一系列研究，於一九八〇年合成RU四八六。這個化合物是胡梭-烏克拉想要的一種抗糖皮質類固醇藥物，但托其本人，或是公司的大部分人，最初並不了解，它也是我要的一種抗助孕酮藥物。在這種情形下，這枚多才多藝的分子居然冒得出來，眞令人訝異。

新聞記者在報導中說，托其自認是RU四八六之父。托其是我的朋友和多年同事。他在一封信中寫道：「有關於誰是RU四八六之父，這是不需要爭論的，但在新聞中可能會被做負面的解釋……從所有的證據看來，事情從不同的角度看會有所不同。從胡梭-烏克拉的角度來看，這裡的人好像不曉得你有關抗助孕酮的作用，而從你那邊看來，又好像對我們找到這種抗荷爾蒙的工作有所誤解。」

在任何合作性質的工作中，個人的行動常是獨自的，你不一定知道同事在做什麼。在藥物合成後，我們都覺得必須訂立一個計劃，以團隊的精神做生物學和臨床方面的研究。

在胡梭-烏克拉，托其承蒙加拿大來的博士後研究員貝蘭傑（Alain Belanger），以及病理學家菲力勃特（Daniel Philibert）兩人幫了很大的忙。菲力勃特負責做藥物對動物影響的實驗。

過去幾年裡，公司合成了很多看似頗有效力的類固醇，但除了研究以外，都沒有辦法臨床應用。爲了了解RU四八六是否有臨床用途，我們必須測試它對女性月經週期的影響，而且我們也必須知道，能夠造成效果的劑量最少可以是多少，以及證明其效果的一致性和了解它有效期多久，並觀察其可能的毒性和長期的影響。

我們想要設計短期試驗來了解抗助孕酮的價值，嘗試干擾未懷孕婦女的月經週期，以及做到在懷孕開始時中止懷孕。原則上，我們只要它短期發揮抑制助孕酮的效果，這樣在測試時可以省不少錢，而且公司也還不準備撰寫了解RU四八六長期毒性的研究計劃。測試的結果不錯，我們知道它的代謝很快，身體幾乎將它完全排除。作用是可逆的，一旦藥物消退，身體就可以恢復正常活性。有一段時間，我的同事和我還在自己的身體做實驗，例如使用帶有放射性同位素氚和碳十四的藥物。臨床試驗會在兩種動物，兩種性別進行。

終於，可以進行人體測試

一九八一年夏天，在羅曼維勒研究室做老鼠的試驗。每一隻每天接受四百毫克的RU四八六（就老鼠的體重而言，這樣的劑量很大），沒有發生不良影響。同一時間，在英國漢汀頓（Huntington）的實驗室以大比例的量拿猴子做實驗。秋天時，我想知道英國的猴子發生了什麼事，那時在胡梭的一個與RU四八六無關的會議中，有人竊笑說：「你的藥物完蛋了！」用最高的劑量測試後，六隻猴子中有三隻出現嚴重腎上腺皮質功能不全的症狀，即疲倦、血壓降低、體重減輕。由於病情相當嚴重，以致於兩星期後爲了減少牠們的痛苦而做安樂死。當腎上腺被破壞或不能合成腎上腺皮質類固醇時，就會出現功能不足的症狀。若沒有治療，就會以艾迪生氏病的症狀表現。

一如我們的預期，大量的RU四八六果然在猴子身上出現強烈的抗糖皮質類固醇效果。在毒物報告中發現猴子的腎上腺功能增加，皮質醇的製造很高，腎上腺也腫大。這是因為RU四八六阻斷糖皮質類固醇的作用，使其作用不足，導致腦垂腺分泌ACTH來刺激腎上腺，以致它體積增加，皮質醇的分泌也增加。在正常情況下，腎上腺會因此糾正荷爾蒙不足的現象。但在這些猴子身上，大量的RU四八六阻斷了荷爾蒙的作用，因此雖然皮質醇增加，仍然出現腎上腺功能不足的症狀。

顯然，RU四八六的抗糖皮質類固醇活性已經得到證實。我堅稱這不是毒性，得以讓RU四八六不致早夭。

這時，RU四八六已可以在婦女測試。要讓第一次的臨床測試成功，負責的人必須有勇氣，有能力。我想，沒有人比我在日內瓦的朋友何爾曼更適合。

何爾曼是很棒的醫生，他了解病人、治療病人，然後讓她痊癒。許多年來，我總是轉介最親密的朋友給他。此外，由於我們都尊敬哥倫比亞大學的婦產科主任維列（他曾與利伯曼一起工作），因此保持更緊密的連繫。何爾曼出生在柏林，曾於耶魯大學和哥倫比亞大學研究，他的觀念常常走在時代前端。他有藝術家的敏感，工作又熱心，我知道他不會錯過任何細節，而且會把所有的結果告訴我。

法國同胞後來問我，為何不在本國做臨床試驗，我回答，那是因為我要提升瑞士臨床試驗倫理委員會的份量。事實上，儘管我欣賞法國專家的表現，也與一些法國專家是朋友，但我不認為他們可以做得更好。

何爾曼給十一位婦女服用RU四八六，給予的劑量是根據動物實驗的結果計算出來的，當然也考慮懷孕開始時血中助孕酮的濃度。有九位病人的結果都很好：出血、排出，然後回到正常月經週期，幾乎沒有子宮痙攣疼痛，也只有一點點疲倦。

瓦特開心地打電話給我。從來沒有人聽說過，口服一種沒有毒性的物質可以造成完全墮胎，我們必須趕快發表。頭一篇論文就要宣佈RU四八六的臨床結果，並解釋其生物特性。我們將討論它在生育控制的最後運用。

我們在撰寫論文時，何爾曼實驗的最後兩例失敗了。如果能換一個角度看，這是値得高興的。當然我們可以在做完九例時終止，然後忠實但不正確地宣佈，RU四八六可以百分之百墮胎。自發性的流產通常是由於胚胎有染色體異常所致，五分之一的人排出不完全，必須做子宮播刮術來去掉殘餘的組織。因此十一例有二例失敗，並不足為奇。這些成果値得高興，但統計上仍不夠健全。隨後大規模的只用RU四八六做的試驗證實，百分之八十有效，耐受度良好，腎上腺功能正常，偶爾需要子宮播刮。何爾曼注意到，懷孕終止時，血中前列腺素上升，顯示加上前列腺素的使用對排出不完全的人有幫助。我們知道，瑞典的拜德曼和維克斯特（Nils Winquist）等，曾測試合成的前列腺素的墮胎效果。

顯然我們已能誘導墮胎，但我們仍未確定，是抗助孕酮而非抗糖皮質類固醇的作用使懷孕中止。利用動物做研究就可以證明——當局也不希望我們用人做試驗。

接下來，我們要提高RU四八六的成功率。不過，光是找到替代外科手術墮胎的方法，就已是一大突破。

一邊做研究，一邊學習

今日回顧，在發展美服錠的這條路上，我在每一個階段時都只是局部了解其含義。也許，有些科學家可以預知他們的發現會有怎樣的進展，可以退回一步，並高喊「做到了」，我不行。我是漸漸了解美服錠的重要性的，就像一幕有關國際人類的戲碼慢慢開演。

從一開始，我就追逐一個出於直覺而非被戰略引導的朦朧的夢。我的認識，是與時俱進的。進步，來自於與別人接觸，擴充自己的見解，而不是局限自己的視野。利伯曼曾告訴我，某人的失敗也許日後會變成別人成功的鑰匙。大多數人以爲科學家目標固定，我則從不曾只專注於一個主題。無論如何，我還沒有足夠的野心說，我只有一個目標而不要別的。目標會隨著時間改變其重要性。

也許，我的反應如同某一時代的法國人一樣。一九三〇年代以前，我們沒有避孕藥，也沒有合法的墮胎。我們把生小孩當成很莊重的一件事，而懷孕是很重要的問題。女人決定要怎麼做，男人的責任只是幫忙而已，如果你是醫生，你必須決定如何反應。

墮胎在那時候是不合法的，但很常見，有些女人做了八次，甚至十次。方法是子宮搔刮術（擴張子宮頸和子宮搔刮）。有兩種選擇。一是女人可以請醫生祕密進行，價格非常昂貴，且有法律上的危險。如果貧窮或無門路，則採用目前許多地方尚在使用的方法。她可以把一根棍子插入陰道來誘發早產，然後到醫院去，醫生只好完成墮胎手術。

當我還是年輕的住院醫師時，被一些老醫師的想法嚇了一跳。外科醫師會告訴助手不用麻醉，我曾聽到其中之一說：「給她一個教訓，她會永遠記得。」

我那時就想要發明一種避孕的方法，讓女人不用墮胎。但結果，我們的發現橫跨了更大的範疇。「抗懷孕」是笨拙的字眼，但意思很清楚。儘管反墮胎者努力想要清楚畫出一條界線，但在防止受精和手術拿掉胎兒之間，仍有一片很重要的中間地帶。

美服錠可以讓女人早早決定，要不要懷孕。反對這個藥的主要是男人，但他們常常不了解其意義。不得不選擇墮胎時，很少女人是快樂的。隨著胚胎發育，漸漸會產生情感。我們醫生常常聽到女人說她的月經晚了，做完懷孕試驗後，她說她懷孕了；隨著時間過去，她說想要有一個小孩。

平卡斯和洛克及張先生等人所發明的避孕藥，讓女人能夠預防懷孕。美服錠則在懷孕初期讓她們能選擇不要繼續懷孕。這個進步讓我了解到自己小有貢獻。當我在一九八九年接受雷斯克臨床研究獎時，張先生也在場。身穿藍色西裝，帶著謎樣笑容的他，看起來總是不顯得老。他從人群中走來，握著我的手。我感覺像是在傳遞聖火。

第四章　法國經驗

美服錠在法國上市後，是受到法律約束的，
只能於嚴格控制下，在領有執照的家庭計畫中心藥房販賣。
醫生持續觀察使用者的情況，
並記錄下臨床試驗報告，
從結果來看，這個藥在法國的使用是成功的，
其安全性和有效度已無庸置疑。

美服錠申請上市的兩週年紀念日來了又去，在法國沒有什麼騷動。沒有人抗爭。它已發揮作用，病人喜歡它，四分之一的墮胎行爲採用這種方式。到一九九〇年底，已使用超過六千次，而且繼續增加。即使受到政治的騷擾，科學和醫學仍有進展，女性也因此過得更好。

與大家擔心的相反，美服錠並沒有讓女人變得任性行事；這個藥，在法國受到如同手術墮胎一般的法律約束，只能於嚴格控制下，在領有執照的家庭計畫中心藥房販賣。沒有黑市買賣，醫生也不想破壞已經建立的遊戲規則。

美服錠是成功的，不僅因爲醫生本來可能是慢慢嘗試使用這個嶄新的藥物，而且因爲在法國，准予使用的限定時間很短。在法國，美服錠必須是在最後一次月經週期來後的七星期內才可以使用。

在英國的藥物臨床試驗，效果同法國的一樣：有效率達百分之九十六，而且可以在最後一次月經來後六十三天內使用，比法國的限制多了兩星期。許多女人在法國規定的期限到時，還沒有下決定。

偶爾，抗墮胎的情緒還是高昂。抗議團體一陣子就會闖進家庭計劃中心，破壞設備，來抗議他們所謂的謀殺。這些突擊隊稱自己爲「行動救助」，其名稱來自美國。

就某些人而言，我仍然是他們眼中的怪物。有一個醫界人士喜歡稱我爲「史達林和希特勒的混合體」。由於我樂觀預估美服錠可以被第三世界的十億女人使用，於是他把這一點引伸，說我讓數十億的年輕人死亡。有一個極右派的小團體，用廣告控訴法國抗癌聯盟給我們墮胎研究經費，他們寫著「Etienne Blum，化名 Baulieu」。

反墮胎團體向法庭要求禁用美服錠。他們認爲，一九七五年的墮胎法，有違法國批准的兒童權利歐洲憲章；該憲章謂「每一個孩子天生有權活著」。法國司法當局沒有同意反墮胎團體的要求。

但激烈的抗議者並沒有散去，對於墮胎問題在道德上持保留態度的人，仍依一己良知，把病人轉診。有些反對墮胎的醫師於一九八八年寫信給胡梭-烏克拉藥廠，說他們要抵制胡梭的產品，但從藥廠的損益表看不出他們是否眞的實行。

莎拉的例子

美服錠很快便受到歡迎，在家庭計劃中心很暢銷。最初使用的病人中，有一位是來自美國德州的學生，名叫莎拉。她告訴我她的經驗。莎拉二十三歲時，沒有工作，對未來也沒有計劃，一心想要有一個孩子。由於副作用的關係，她把避孕藥停掉了。然後她遇到一個男人，讓她覺得不需要有孩子。在某一個月的末尾，她展開了一段漫長的等待，希望只是月經晚來。等了幾星期後，她終於去看婦產科醫師——她擔憂的事成眞了。

莎拉說：「我已經知道有美服錠，並且想嘗試看看。醫生基於道德的理由，不願意墮胎，但她給我許多診所的名字。可是所有診所都有一長串的候診者。等到醫生可以爲我處理時，已經太遲了。我打電話給原來的醫師，她將我轉介給她認識的一個人。他見我如此沮喪，就叫我隔天來。」

莎拉等了七天——墮胎法令規定的「反省期」，然後服下美服錠，再回來注射前列腺素。

「我早上九點到，她們讓我待在一個房間，然後注射一針。他們告訴我在一個鐘頭時會感到疼痛，兩個鐘頭後開始出血。他們的預測沒錯。這種疼痛就像月經時的痙攣，二十次後就過去了。下午兩點，他們說我可以回去了，那時我心理上和生理上都感覺很舒服。這不像在醫院裡面需要穿上特別的衣服。我本來以爲會有什麼大事情會發生，其實不然。我感覺比較像是在旅館裡面，只是坐著看法語發音的電視節目《妙管家》。」

莎拉說她的出血持續了三天，量比月經時多，隨後的十二天則只有一點點。由於她不是法國婦女，因此不涵蓋在法國政府的醫療計畫裡面，政府不能爲她付百分之八十的費用。美服錠和醫療，包括兩星期後的複診，她總共花了大約相當於手術墮胎所需要的費用。

莎拉這件事以後，我們開始減少前列腺素的劑量，也找尋新的給予方法來減少痙攣。

小心姐妹效應

胡梭-烏克拉藥廠爲了避免美服錠在黑市出現，而且法國當局也關心這件事，因此不讓人把避孕丸帶回家。此外醫生也擔心我所講的「姐妹效應」——某位婦女在管制的情形下拿到這個藥品，但若允許她帶回家服用，她可能回家後改變主意，將藥品存放在櫃子內沒有服用。以後她的姊妹裡有人懷了孕，來徵求她的意見，她可能會想到這個神奇的藥。

若是子宮外孕，亦即胚胎不在子宮內，通常位於輸卵管，這時會有特別的問題出現，若不治療，可能致命。由於性病的關係，子宮外孕的機會上升到千分之五以上，美服錠無法終止子宮外孕。

照規定，只有獲得授權的醫療中心才可以購買美服錠。他們的藥房都會登記並保留存根，而且只給醫師恰好足夠的量。在服藥前，每一個人簽一式二份同意書，包裝藥品的標籤會粘貼在同意書上，與病歷一起保存，複印本則存檔在藥房保存三年。整個過程絕不隨便。

由於好奇，也由於渴求新發明，帶動了使用者的熱潮。當我們在測試這個藥品的消息傳到各地後，一九八二年秋天，信件如潮湧進。

在臨床試驗階段時，美服錠是免費的。試驗完成後，正等待法國政府核准，可是醫生不願停下來，但當時還沒有訂定價格。胡梭-烏克拉藥廠對一份六百毫克劑量的藥物想收費五百法郎（約兩千七百元台幣），以回收它過去十年的投資。公司估計，在直接相關的研究和開發費用上已花費兩億法郎，而非直接相關的費用則無法估計。

衛生部反對定價五百法郎，他們說如果藥品也行銷到國外，價格可以降得再低。法國政府基於社會安全的政策，必須爲大部分的藥品帳單付費，因此對價格斤斤計較。衛生部建議價格定在九十至一百法郎之間，但那只足夠用在製造上。胡梭-烏克拉藥廠不答應，說這樣不能將利潤應用在更寬廣的事務上。此外，赫司特禁止將藥品輸出法國。經過長時間的苦苦折衝，一九九〇年初終於達成協議，價格定爲兩百六十三法郎。

女人要對自己的身體負責

一九九〇年末尾，在八百五十個有執照可以執行墮胎的醫療中心裡，大約六百個曾使用美服錠。在最早簽約的一批醫院裡，有一家是巴黎的布魯賽醫院，其經營者是伊利莎白·奧伯尼醫師（Dr. Elisabeth Aubeny），她爲婦女爭取人權不遺餘力。她的診所樹木扶疏，有藍色的大椅子，顏色反映在牆上，讓人感覺舒服。海報上寫著婦女自助和支援團體的名稱，而且有救援受虐妻子的電話號碼。奧伯尼醫師簡捷但友善的聲音讓病人覺得自在，也讓工作人員保持警覺。

這個診所在美服錠正式上市前，從一九八四至八八年做過美服錠的臨床試驗。美服錠的應用，恰恰符合奧伯尼醫師的人生哲學：婦女應對自己的身體負責。美服錠不僅減少手術墮胎的併發症，也讓病人能參與墮胎過程。

奧伯尼醫師也小心告訴病人，美服錠有一些做不到的地方：她不願爲這個藥丸覆上糖衣。她警告病人，服藥必須花比手術長的時間來完成過程，而且需要承諾。「我們告訴婦女，必須爲自己負責」，她解釋。「如果她們不願意聽也不願意做，就不適合使用這種方法。大部分婦女說不想動手術，不想使用像吸引術這種具侵犯性的墮胎方式。婦女說，她們要對自己的身體負責，掌控自己的墮胎。她們服下藥物，展開墮胎的過程，在家裡或診所觀察墮胎的跡象，而且通常是由她們自己決定什麼時候完畢。她們不能逃避，因爲她們要看著胚胎排出。

這個方法需要負很多責任，但婦女仍願意選擇它。有些人認爲這個方法太費時，太複雜，而選擇別的方法；但這種人畢竟是少數。」

有一張說明書詳述了美服錠的墮胎步驟。對於頭一次看診的人，由於前列腺素對心臟病病人、老菸槍和氣喘者可能有副作用，因此有這些毛病的人不宜使用。若沒有使用上的禁忌，而且從最後一次月經來到現在少於四十二天，這時就有資格使用美服錠。她必須等七天，以求愼重考慮。

在第二次來診時，應診者在醫生面前服下三顆美服錠藥丸，三十六到四十八小時後回來看診，這時再給她注射或使用陰道塞劑的前列腺素，然後休息大約四小時。大部分人的胚胎在這時或隨後的二十四小時會排出。離開診所前，再給她一個月的口服避孕藥，十五到十九天後再做最後一次看診，確定沒有胎兒組織在體內。

奧伯尼醫師說：「我讓婦女自己選擇墮胎的方式。在使用過兩種方法的婦女中，至少有百分之八十比較喜歡墮胎丸。當她們無法決定時，我們通常建議使用美服錠，特別是在懷孕早期，因爲我們認爲這樣比較不會發生問題。在六星期前，使用吸引術有太多併發症。」

儘管這個方法比手術墮胎跨越較長的時間，但只需要多看一次診。比起法國許多手術病人要在醫院待一個晚上，美服錠所花的時間就比較少，而且花費也較低。此外，美服錠也比較不會在子宮內留下殘存的組織。

不愛小孩，不如不生

克莉斯汀娜是一位身材高大的金髮媽媽，有兩個男孩。她在診所擔任護士，心腸很好。和藹可親的態度讓病人覺得很放鬆。她經常要回答很多問題。

她說：「外國人問的問題，與法國人問的大略相似。總是相同的問題，女人的問題。那些能夠早早來，夠資格使用美服錠的人，通常都屬於同一類型，她們比較注意自己的身體。另外一類的人對自己的身體比較不在意，也來得較晚，幾乎要錯過兩個週期才了解到說，哇！好像有什麼不對勁！」

克莉斯汀娜是老天主教徒，就像許多法國人一樣，心情也很矛盾。她叫八歲大的兒子不要讓他私立學校的老師知道媽媽在診所工作。關於這點，她回憶道：

「他想了一下，然後對我說：『媽，你知道，有許多父母不願意花時間和小孩在一起，而且有些父母也不疼愛他們的小孩。如果他們不愛小孩的話，也許不要生出他們比較好。』他曉得這點對我而言是很重要的。

「我從一九六七年開始在急診室工作，那時墮胎尚未合法。婦女可能在自己誘導墮胎後，或是祕密墮胎後再到我們這裡來。她們來的時候已經發生感染，或流了很多血，我們時常幫不上什麼忙，有許多人最後死掉。這些經驗使我相信，我們需要一個安全且人道的方法讓女人終止懷孕。我絕不是說使用美服錠是很輕鬆容易的，而是說這個方法可以讓你停下來，並做反省，多想想。」

這個診所對一百三十位婦女做詳細的問卷調查，其中包括十三位曾使用過其他方法的患者。三位沒有回答，另外三位只是大略描述經驗，其餘的人全部回答說，她們選擇使用美服錠是因爲它比較自然而且不用手術。這些人當中，一百一十六位覺得滿意，八位說過程太長和要負太多責任。

在這個診所的病人選樣調查，反映了大部分人的看法。

三十歲的丹妮是一位模特兒經紀公司的會計師，她微笑談起自己的經驗，明白反映出她的看法：

「(一九九〇年二月) 我剛生下一個小孩，它四個月大時，我卻又懷孕了。這讓我幾乎崩潰，因爲我還有一個男孩，一歲半大，若連這個新來的孩子都要保留，我在經濟和體力上都辦不到。

「那時我一直在使用口服避孕藥，所以認爲可能是哪裡出了問題。有一位朋友告訴我有關美服錠的事，所以我打電話給布魯賽中心，他們向我解釋整個過程，因此我同意去那裡做。墮胎本身就像很大量的月經。就我而言，並沒有在診所就發生作用。我回到家後突然想要撒尿，果然眞的就是如此。在這期間，我很擔心，內心不斷想著不知藥物是否眞的會作用，想著若藥沒有作用怎麼辦？

「事情竟如此簡單，我嚇了一大跳。我不得不說它眞的是簡單。它比我以前接受過的手術容易多了。在精神上這比去醫院輕鬆，診所的氣氛也有很大的幫助，他們態度比較和藹，也比較沒有壓力。我很滿意。這是女人在左右爲難時的好方法。美國人對這個方法的反應讓我感到驚訝。我覺得，如果人們不能接受比較好的方法來處理不想要的、沒有計畫的，而且可能對家庭和小孩造成問題的懷孕，這是很可悲的。」

賀蓮娜也是位三十歲的單身會計，與她的男朋友住在一起。當她談到墮胎時，露出不安的神色。她不停拉著黑色的滑雪夾克，雙腿交疊，聲音低沈，但說到這事兒時口氣變得激昂：「我不後悔，我必須這樣做。」**然後才稍爲鎮定地補充：**「我很痛苦，我知道這會使我不舒服，但我不後悔。」

她解釋道：「我不想墮胎，我要留住小孩，但我男朋友不要。如果孩子的父親不要，保有小孩就不值得。我從電視上知道美服錠，當我需要幫忙時就想到它。月經遲來十五天時，我就曉得懷孕了，我從乳房的變化就可感覺出來。七年前第一次懷孕時，我一點都不知道，但這一次我十分確定。上次因爲懷孕已經十星期，比較晚了，因此只好做子宮搔刮。由於沒有麻醉，我可以感覺到進行中的每一步驟。這事在手術檯上進行。我痛了一星期。

「這一次，除了胚胎從子宮排出的時候有感覺，其他過程中我都沒有感覺。排出時有收縮的現象，就像流產，而且眞的不舒服，收縮很強。在使用前列腺素後，我覺得子宮收縮了兩天，但比吸引術舒服多了。最重要的是不必留在醫院做手術。

「從良心的觀點來看，墮胎一直讓我很難過。第一次的墮胎讓我良心不安，我曉得這次也一樣。但我必須有所抉擇，而我選擇了墮胎。這是我一生中最困難的抉擇。我並沒有花很多時間做決定，因爲這是我必須做的，但由於它是小孩，因此仍然留在我的心中。你知道，當我感覺懷孕時，那是難以置信的，我可以從所有的小事情感覺出來，例如咖啡，我喜歡咖啡，但有一天早上我聞到咖啡味道時，竟然想吐。這不像我，這比較像是別人。我必須墮胎，而且我很高興能選擇這種方式。它容易一些，也較自然，比較不會影響以後的懷孕。」

沒有別的選擇

另外一位三十歲的婦女，是鞋店的售貨員，名叫安奈特，當她發現到，有一個邂逅的男人讓她懷孕時，她有相似的反應：

「去年我曾用吸引術做了一次墮胎。步驟基本上相似，都可達到墮胎的目標，但藥丸簡單多了。社會工作者時常製造大問題，企圖找出你墮胎的原因，而且時常反對。此外他們也讓你覺得有罪。你已經有罪惡感了，現在別人又來指責你的錯誤。他們要你用別的方法來解決，但就我而言，沒有別的方法。

「藥丸較不會造成傷害，診所感覺上也不像醫院。要做吸引術，你得躺在床上，並進行麻醉。你進到一個房間，很多燈光在四周，所有的人圍繞著你，你躺下來看著他們，等待事情發生。這是很傷人的。使用藥丸就覺得比較容易度過。

「在前列腺素方面，我們三個年輕女人坐在等待室。收縮開始時很不舒服，我懷疑這是否正常。但我看到其他女人也有相同的症狀，所以我們相互微笑。我覺得這種方法比吸引術不舒服，當你從吸引手術醒過來時，你幾乎沒有什麼感覺。若使用前列腺素則很不舒服，會有疼痛性的痙攣，有一個女人因此昏厥，你必須忍受。不過每一件事我們都自己做，若用其他方法，你是被控制在醫師的手中。

「我一直到了接到懷孕試驗的報告後，才聽說有這種方法。我去看我的醫生並哭了起來，我不願意去醫院。我不能回到手術檯，這太不舒服了。因此她建議使用美服錠。」

當女性在選擇可行的方法時，費用通常不是問題。在法國，很少病人付的錢超過她們醫療費用的百分之二十以上。不管使用什麼方法，總是必須做超音波檢查，而這項是額外的花費，不過社會保險都會付。即使沒有補助，費用也差不多。當美服錠上市了，不做全身麻醉，以及留在醫院十二小時以內的手術墮胎，總共花費大約八百五十法郎。用美服錠和前列腺素治療所付的錢差不多。想墮胎的人，比一般人想像中的更希望做全身麻醉，也許因爲她們在婦產科手術檯上，不想面對自己的脆弱。此外麻醉需要另一位醫師和有經驗的人員，也會明顯增加費用。

在大多數國家，美服錠可以節省花費。如果能在世界廣泛使用，價格更會大幅降低，也很少需要外科醫師和麻醉師，臨床看診也很短暫。因爲在使用前列腺素後只要觀察數小時，醫院行政費用也可以較少。特別是在第三世界國家，使用美服錠可以減少手術和麻醉的併發症，也就是昂貴的長期治療。當美服錠與口服前列腺素合併使用的方法更完美後，費用可以減得更低，因爲婦女不需要回來打針。

減少痛苦

花費是一回事。就考慮到減少傷害性的疼痛這點而言，美服錠似乎更有價值。美服錠大量行銷後，胡梭-烏克拉藥廠的臨床協調者，席爾維士特詳細記錄兩千一百一十五位婦女的資料並加以統計。每一位病人口服單一劑量六百毫克的 mifepristone 之後三十六到四十八小時，再使用前列腺素：gemeprost（一毫克的陰道塞劑）或 sulprostone（注射〇・二五、〇・三七五或〇・五毫克）。在使用前列腺素後再停留在診所四小時。

整體而言，研究證實了稍早的結果，百分之九十六的婦女將胚胎完全排出來，不必再做進一步處理。在失敗者當中，百分之二點一沒有完全排出，另外百分之一繼續懷孕，皆需常規手術。百分之零點九的病例由於大量出血而需做吸引術。

使用最高劑量的 sulprostone 時，排出時間平均四個半小時。最低劑量時，平均時間是十九・三小時。使用 gemeprost，需要二十二・七小時。子宮出血平均維持八、九天，最短是一天，最長是三十五天。大部分婦女使用前列腺素會有單側性的腹痛，其他副作用則很少。

出血的量不會多過吸引術，也沒有聽說會對隨後懷孕的胚胎有傷害。發表於一九九〇年三月《新英格蘭醫學期刊》的研究報告說：「我們的結論是，使用 mifepristone 後再用前列腺素的作用類似物，是終止早期懷孕的有效且安全的方法。」

一九九一年年底，胡梭-烏克拉藥廠完成第二份詳細的臨床試驗報告，這一次研究了一萬六千名婦女，結果相同。這已足夠平息擔憂，但我們仍要繼續詳細觀察。不過仍然有罕見的意外發生，通常是因爲個人的疾病、營養不良、抽菸習慣或壓力等所致。凡是有作用的藥物（事實上是所有的藥物介入）都有危險性，不管多麼輕微。

一九九〇年，胡梭-烏克拉還僱了一個獨立的組織，針對使用美服錠和沒有使用的墮胎中心醫師做民意調查，他們得到兩項主要的結論：「在使用美服錠和沒有使用美服錠的醫師眼中，藥物的方法讓他們的病人以後比較不會出現婦科問題。也就是說，美服錠可以讓她們比較不會出現子宮感染、疤痕、子宮穿破或子宮頸異常，更沒有麻醉的併發症。

「另外一點是，以前並不知道手術有一項優點：它對婦女精神性的傷害較小。」在法國，許多墮胎是在全身麻醉下進行，有些婦女說她們有肉體及心理上的疼痛，有些人則不會。

這項調查發現，診所不用美服錠的主要理由是因爲他們的工作人員太少，行政上無法同時採用兩種方法。百分之六十至七十的醫師說，他們很快會供應美服錠。

我對這結果很滿意。經過一年以上的比較，大家認爲美服錠比手術安全。儘管像奧伯尼這樣的醫生認爲需要得到病人的承諾——他們不希望婦女追求墮胎的醫療奇蹟，但這種方法不會比手術花時間。如果使用前列腺素的作用類似物，婦女的疼痛可以減到最低。

所有病人第一次到診所要求墮胎時，必須先接受檢查，結束時還要到診所追蹤一次。美服錠還需要一個額外的步驟：回來使用前列腺素。即使如此，我們感覺前列腺素的給予方法如經改良，就可以不必回來。

不可使用美服錠的情況

儘管一九九〇年時所有的反應都很不錯，但有兩例病人因爲使用前列腺素引起心臟病，這讓我們很憂心。她們心臟血管痙攣都必須接受治療。這兩位以前都有心臟病的病史。

天然的前列腺素在體內會影響所有的平滑肌，除了子宮肌之外，也影響循環系統和消化道的平滑肌。在美服錠後使用小劑量的合成前列腺素，主要作用在子宮。因爲曾使用過抗助孕素，所以子宮對前列腺素的反應比較敏感。但它也可以作用在別的地方。

在病人發生心臟病意外以後，胡梭-烏克拉藥廠寫了封信給醫生，強調禁忌症的重要性，有心臟血管危險的婦女，如高血壓和糖尿病病人，不應使用前列腺素，患有氣喘和嚴重氣管炎的人也不行。對於超過三十五歲的婦女，尤其有抽菸的人要特別小心。

這封信警示，在使用前列腺素時必須躺著，而且在隨後的幾小時裡，必須每半小時量一次血壓，手邊應該有治療冠狀動脈痙攣的藥物。

上述這些注意事項只是爲了前列腺素的使用。美服錠的禁忌症包括慢性腎上腺衰竭、貧血、凝血異常、長期的類固醇或抗凝血劑治療，以及腎臟或肝臟衰竭者。懷疑有子宮外孕時也不應該使用。

這些嚴格的條文是爲了減少犯錯，不過我們還是繼續努力，找尋一種比較可以忍受的前列腺素。

一九九一年，我向奧伯尼醫生建議，應做美服錠合併 misoprostol 的臨床試驗。misoprostol 是一種已經上世的口服前列腺素，它是芝加哥希爾藥廠（Searle）製造的商品，名叫 Cytotec，用來治療胃潰瘍。諷刺的是，一九八八年當胡梭-烏克拉藥廠想要把美服錠撤銷時，Cytotec 與美服錠雙雙出現在美國新聞報紙的首頁。美國的反墮胎者無法阻擋 misoprostol 的核准，即使它可能用來作爲墮胎的輔助劑。事實上，特別是在墮胎不合法的國家，婦女常常使用 misoprostol 來誘導流產，然後強迫醫生動手術，拿掉殘餘的胚胎。

在巴黎布魯賽醫院的臨床試驗，通過倫理委員會和醫學專家的審查後，我們將 misoprostol 供應給藥房。我決定一定要有結果時才通知奧伯尼醫師和希爾藥廠。像這樣，研究還在進行中，藥品就已上市的情形很常見。但這是很微妙的，我不想把臨床試驗和其它事情混在一起。

很令人興奮的是，在頭兩百位婦女當中，試驗結果顯示，一百九十五位的胚胎完全排除，大約百分之七十的人在口服前列腺素四小時內發生。其後的七十五位病人成功率是百分之百。沒有明顯疼痛，而且出血也不比吸引術多。經由口服給予前列腺素，我們減少了因注射引起的休克。

Cytotec 的安全性已經得到證實，在三十個國家中，一年賣了四百萬盒六十粒裝的藥丸。我們只用了單一的劑量，那比潰瘍病人每天都需服用且一連服用數星期的總量低太多了。胃潰瘍治療的推薦劑量是八百毫克，早上半量、晚上半量，一次服用數星期。和美服錠合併時只需要使用一次，四百毫克而已。

價格大大降低是另一個好處，注射 sulprostone 每個劑量要花費一百法郎，口服 misoprostol 四百毫克只需四法郎。

七萬分之一的死亡例

未來還需要更完整的臨床試驗。謝樂藥廠和胡梭-烏克拉藥廠都禮貌性地謝絕在我們最初的結果報告時聯名發表（事實上我也沒有向他們要求），但也沒有讓我們吃閉門羹。我們將結果發表在五月的法國科學院期刊。幾星期後，法國衛生部正式去函胡梭藥廠，要公司測試 misoprostol 與美服錠合併使用。西班牙當局亦然。

後來發生一樁悲劇，使得尋找一種安全的口服前列腺素來與美服錠合併使用一事更顯迫切。一九九一年三月，正當我爲科學院完成 misoprostol 合併使用的報告後，烏爾曼打電話給我，說法國北部有一位三十一歲的婦女，於服用美服錠後注射 sulprostone，結果死於心臟衰竭。她是個老菸槍，那時她打算中止已有十三週的懷孕。

由於這件意外，法國衛生部官員命令家庭計畫中心，把 sulprostone 的劑量減半，也禁止爲經常吸菸和超過三十五歲以上的婦女墮胎。此外，他們也催促趕快發現給予口服前列腺素的方法。misoprostol 似乎就是答案。

有一個病例死亡，這當然是很嚴重的，但她是合併前列腺素與美服錠治療的七萬婦女當中唯一的一個，在法國或其他地方，並沒有因此停止使用美服錠。在英國，只用陰道塞劑的前列腺素，作用比注射緩慢，也較安全。口服的前列腺素可能可以讓情況得到改善。

一九九〇年，我們把大規模臨床試驗報告發表在《新英格蘭醫學期刊》，希格在這一期的編者說明中提到，公司在法國未確定之前，不願賣美服錠到國外。他寫道：「這個新發現……對這些事情提供信心和保證，而且在其他被核准的墮胎方法佔優勢的國家，這方法也將可行。」

如同往常一樣，希格指出最敏感的要點。

第五章　銷往其他國家

到了一九九〇年末，美服錠也銷往了中國，這擁有全球四分之一人口的國家。

其後，荷蘭、英國和北歐幾國，也都表示了高度的興趣。

當然，在若干國家還是遇到阻力。

不過，看來美服錠是擋不住的趨勢了。

一九九〇年年底，法國的長期試驗顯示，美服錠的安全性和有效已無庸置疑。赫司特藥廠最不為所動的主管，眼見進一步的研究顯示驚人的成功，終於表示，可以考慮推動此藥進入市場，不過需要嚴格審查。

墮胎引起很大的爭議，許多國家的衛生當局和家庭計畫團體爭相索求這個藥，而更多的人對此有興趣。當時只在法國才有美服錠，這是法國政府決策的緣故。到了一九九〇年末，受到世界衛生組織的影響，它也將要銷往世界最大的國家：中國。

中國和荷蘭馬上感興趣

自美服錠甫向世人公佈，中國就表達了高度的興趣。中國於一九五七年就把墮胎合法化，他們的醫生也是研發美服錠的開路先鋒。自一九八三年起，我曾到中國三次，對專家演講這個藥物，他們立即發現可行。中國政府在法國核准的前幾天，就通過美服錠的使用。

可想而知，中國人急於使用美服錠。一九九〇年中國的人口為十三億，約等於第一次世界大戰前全世界的人口總數。中國盡力控制人口，但情況仍遠不及理想，光是一個世代，人口就增加超過政府預期的兩億，也就是在一九七〇至九〇年裡，增加了相當於一個美國的人口數。

在法國官方正式同意後數週，中國政府當局就打電報給胡梭-烏克拉藥廠，要求安排一個會議來討論行銷問題。中國國家家庭計畫委員會的邱淑華（音譯）醫師，引用了有利的數字結果，並說：「我請求胡梭-烏克拉藥廠考慮，以最理想的方式供應美服錠給中國。」巴黎這邊沒有一個人知道該如何處理這份電報。

那時，抗議者咒罵我們是集體屠殺者。巴黎的大主教拉斯提格（Jean-Marie Cardinal Lustiger）在產品登記時就出聲譴責，控訴我們「拿小中國人做實驗」。不久，宗教狂熱分子在聖米契爾戲院放火，因爲他們播映美國導演史柯西斯一部有關基督生平的電影。保守的胡梭-烏克拉藥廠擔心，這也會發生在他們公司身上。

法國衛生部的耶文宣稱，美服錠是女人的道德財產，這句話有政府法令的意義，但耶文也只能爲法國女人發言。當胡梭-烏克拉藥廠猶豫不決時，德國法蘭克福的赫司特藥廠來電要求，美服錠如果在法國都不能獲得支持，那麼它就不可銷往其他國家。這是正式的命令。

荷蘭本來和中國一樣，立即對美服錠感到興趣，胡梭-烏克拉在荷蘭的分公司向政府申請執照，荷蘭當局大致上同意，只要求在最後發照前補充一些資料。但由於赫司特藥廠的禁令，分公司突然撤回申請。

從中國來的電報，留在檔案夾內沒有得到回答。不久，北京政府遇到更頭痛的問題，學生聚集在天安門廣場，最後被坦克車和機關槍驅散。這次大屠殺震驚了全世界，法國與中國的關係冷淡下來，而這份電報也幾乎完全被遺忘。

中國尋求WHO協助

一九八九年，我應邀前往中國演講好幾次，當地的專家要求我支援，但時機不對。赫司特那紙禁令仍然有效。一九九〇年，沙基茲到中國爲聯合投資的化學廠開幕，美服錠再度被提起。這一點也不令人意外。

沙基茲說，胡梭-烏克拉藥廠願意幫忙，但事情沒那麼簡單，如果胡梭-烏克拉直接與中方洽談，將會面對來自赫司特的阻力。他以非正式方示提議，中國何不考慮胡梭-烏克拉藥廠與世界衛生組織八年前簽的協議。

當時協議上同意讓世界衛生組織行銷美服錠——那時我深感驚訝，曾問沙基茲爲什麼？他回答：「世事難料。」現在眞的可以派上用場了。身爲世界衛生組織的會員國，且爲開發中國家，中國可以要求聯合國協助獲得美服錠。如果胡梭-烏克拉藥廠拒絕，就要冒著把權利轉讓給另一家藥廠的危險。赫司特藥廠以前從來沒有反對世界衛生組織的合約，現在也不會反對。

一九九〇年八月，中國家庭計畫處的黃博山（音譯）醫師，寫信給世界衛生組織的主席中島廣，說要買一萬盒美服錠，這些藥品將先用於北京的五家醫院，次第到其他兩、三個大城市。

黃博山寫道：「沒有您的支持，將無法確定中國能否從法國的製造廠胡梭-烏克拉買到美服錠。我們希望得到您的支持和理解，並讓製造廠知道，中國婦女將會因您的幫忙而感激您。您的組織可以放心，我們的家庭計畫委員會將會善加使用這藥物，這在我們國家是被視爲有人道精神的。」

這一次，世界衛生組織必須有所回應。衛生組織的前任主席，丹麥籍的馬勒，帶領國際家庭計畫聯盟；可是現任的中島不一樣，他素來對美服錠冷淡，更糟的是，中島身邊的美國幕僚也警告他要小心：「任何世界衛生組織支持墮胎的行動，都可能妨礙美國對世界衛生組織的經濟支持，而每年美國出的錢就佔年度預算的四分之一。」

內部的政治運作十分複雜。中島曾嘗試遏止世界衛生組織人類生育單位在美服錠的工作，這單位是半自主性的團體，經費來自私人基金會的贊助，世界衛生組織沒花什麼錢，因此對此單位的研究和臨床試驗也無權置喙。但人類生育單位的行政，則在世界衛生組織的預算內，其成功也會帶給世界衛生組織聲譽。唯當世界衛生組織科技諮詢委員會的主席伯格斯卓姆提出強烈忠告時，中島才讓步。

中島曉得自己如履薄冰。一九九一年，美國政府將會寫信給他，要他保證世界衛生組織不支持美服錠，或是對任何墮胎的試驗給予資助。

但整個過程受到尊敬。在接到黃博山給世界衛生組織的信兩個月後，中島寫信給沙基茲，提到中國的需求。在世界衛生組織對中國表示會以安全方式貯藏和分配這個藥品感到滿意後，他說：「我們希望您的公司會供應這個藥品。」中島在開場白提到的「在我們兩個組織間長期的合作」，已不只是禮貌上的形式而已，也提醒他們過去有正式協議。

中島的信接著寫：「我期待在未來，我們兩個組織能爲了開發中國家著想，對價格做合理的安排，讓中國當局買得起。」

沙基茲和胡梭公司裡持同情態度的主事者，見這項突破性藥品能夠跨出法國邊界，對此感到滿意，但其他人很不情願接受這無可避免的事實，因爲他們覺得，中國人現在要一萬盒，可能很快就要一千萬盒，其他第三世界國家也會跟進；爲了薄薄的利潤，公司可能會遭受很多視墮胎爲罪惡的人反對，很不值得。

出口？先克服藥廠的心理障礙吧

排斥出口美服錠的理由是很複雜的，而在法國又和德國不同。胡梭-烏克拉藥廠是一家法國的家族企業，向來堅守傳統，它的保守作風來自位於第七區的總部，離雕塑家羅丹的舊工作室和金頂的傷殘戰士之家不遠。傷殘戰士之家是路易十四在一六七〇年爲老兵建的家，拿破崙的遺體就葬在那裡。從血清的事業出發，建立了製藥王國的獸醫加士頓．胡梭（Gaston Roussel），他的畫像掛在胡梭總部的大廳，凝視著對面他兒子的畫像。

這兩幅相對的人像畫，正好反映出古老的法國正在迅速轉變。加士頓過世後，他兩個兒子分道揚鑣，一個不願意再做有關製藥的工作，另一位雖然喜歡快節奏的自由生活，卻繼承了家族事業。因爲他認爲這是子女的責任，但他買不起兄弟繼承的那一半。不得已，他把那一半的大部分股權賣給赫司特藥廠，後來法國政府也買了一些，使之部分國營。幾年下來，赫司特的投資和聯繫帶給法國公司不少好處，因美服錠而起的衝突，是很不尋常的情形。

胡梭-烏克拉藥廠的一萬七千位經理主管和其僱員，仍視自己為胡梭家族的一份子。有人辭職時，其他人會表達關懷，並且反問自己是不是做錯了事。在這種氣氛之下，某些事是一點也不會發生的。

胡梭-烏克拉擁有最先進的科技，但它的觀念和態度源於另一個時代，他們不願見到戴著防毒面具的示威者前來撒野。害怕聯合抵制是一回事，他們怕的是讓公司蒙上污點。

另一方面，赫司特是一個大企業，年收益大約三百億美元，相當於某些國家的政府總預算。赫司特的總裁可以打硬仗，但他們認為，沒必要為了一個可有可無且富有爭議性的藥品，冒著受消費者報復的風險。

更有甚者，赫司特是德國的大企業，任何年齡超過五十歲的主管都會記得德意志第三帝國。他們在以身為德國人感到羞辱的情形下長大，為他們上一代的作為付出代價。就他們而言，被控告大屠殺是很嚴重的；「大屠殺」這幾個字，可不僅僅是抗議人士用來影響大衆的流行字眼而已。赫司特源起於法賓企業，這個法賓企業過去曾為希特勒製造毒氣來毒殺猶太人，所以主管想要忘掉這件事。

除此之外，示威、聯合抵制、可能的訴訟，全都會干擾到本來可以不惹事、不觸怒任何人而賺錢的平順過程。美服錠是個大麻煩，帶來亂象，德國這邊並不歡迎麻煩或亂象。

特別是赫司特的總裁希爾加，不管在什麼情形下都反對墮胎，如果能不賣墮胎丸，那是最好不過的事。

以上這些因素，讓胡梭-烏克拉藥廠的董事會在一九八八年十二月十五日決定，除非是完全無法拒絕，否則要讓美服錠保留在法國境內。

但胡梭支持墮胎以外的試驗，也繼續尊重它和人口委員會及世界衛生組織的協定。公司決議，假如美服錠是爲了墮胎而出口，進口國必須符合下列五種條件：一、墮胎必須合法；二、輿論接受美服錠；三、必須有適當的前列腺素可用；四、行銷必須在嚴謹的官方控制之下，如同痲醉藥一樣；五、病人必須簽署同意書，願意在藥丸失敗時接受手術墮胎。在執行上則有第六個條件：除非對方的政府官員提出要求，否則不會核准出口。

這些條件仍然有效，不過在一九九〇年時，阻力已漸漸消退。中國是一大步，但不是唯一的一步，希爾加總裁同意胡梭-烏克拉出口美服錠給他們鄰近的國家，英國。

前進英國

當然英國必定是下一個目標。一九八五年，在倫敦汽巴（CIBA）基金會裡，第一次因美服錠起爭論時，我受到醫師、科學家和神學家出於道德關懷的群起圍攻。英國人對美服錠相當關心，不但測試它、討論它，也在集會中爲它吵架，然後要求有權利使用它。

在我們發表有關美服錠試用的第一篇論文後不久，英國的醫師就開始積極做臨床試驗。

當我第一次拜訪美國麻州平卡斯的研究中心時，拜爾德已花三年的時間與平卡斯一起工作。拜爾德也是首批支持美服錠的人之一。他合併使用前列腺素，證實了瑞典的拜德曼所做的實驗結果。他的論文於一九八七年十二月發表於《刺絡針》期刊，報告顯示有百分之九十五的成功率。雖然因較遲而無法包括在我們向法國衛生部申請的文件中，卻還是來得及爲我們的主張加重份量。

當傳出胡梭-烏克拉藥廠中止美服錠的消息時，拜爾德正在巴西里約熱內盧的討論會會場。在他的報告中，拜爾德強調這個藥使用於第三世界的潛力。他說由於醫療能力有限，會有若干誤用的危險，但與因處理不好的墮胎所帶來的危險相比，則微不足道。面對嚴重的墮胎情況，開發中國家需要美服錠。

支持美服錠的我們，曉得英國是很重要的一步。英國是歐洲的主要鄰居，以審愼處理大衆利益聞名於世。更有甚者，這是安格魯撒克遜人的民族；美國人對於說同一種語言的英國人，感覺比較能接受些。法國人對於和身體有關的事可能做出奇怪的舉動，至於英國人呢？如果英國接受這個藥丸，美國也就快了。

美服錠到底能不能在英國合法，在那裡的胡梭子公司急著運作。包德罕（G. E. Powderham）是胡梭派駐倫敦的主管，催促巴黎方面動作要快。他寫信給總公司說，科學的進展時常帶有爭議，從蒸氣火車到麻醉劑，總是有懷疑論者會否定每一件事情，他的結論：「勇敢些，我的祖國。」

胡梭的醫療主管答覆說，雖然有些人反對，臨床試驗卻不慌不忙進行。由於輿論反應冷淡，公司因此必須在爭取生命權的人士和想要墮胎丸的婦女兩者間做一選擇。放棄顧客所造成的損失，比放棄藥品的利潤損失嚴重，這會使藥廠的形象和員工的士氣受到打擊。

一九八八年十二月十五日，胡梭總部所作的決定，使得中國來的電報得不到答覆，在英國的計畫也暫時被冷凍，沒有高級官員宣佈需要這個藥。

美服錠在法國上市，給英國帶來壓力。英國就在法國隔壁，婦女很容易越過海峽來到法國，並把消息在朋友間傳佈。胡梭-烏克拉的行政人員避不開來自英國醫學界的側目。

一九八九年十月，拜爾德參加「生育控制信託」主辦的美服錠討論會。許多傑出的英國專家也參加會議，他們堅稱這個藥品不僅在英國應該有，也應行銷各地。格拉斯哥大學的麥那頓爵士在會議手冊的序言說了重話：

「Mifepristone 的發明，是生殖醫學的一大進展，一如荷爾蒙避孕丸的發明。它是頭一個可以有效終止懷孕的內科方法，意即現在可以安全地終止早期懷孕而不需要手術。」

他回憶起里約熱內盧討論會的狂熱，也注意到第三世界的高墮胎死亡率，他寫道：「已開發國家在這個問題上，有責任幫助開發中國家，因此有必要盡早讓大家能廣爲使用這個新藥。必須克服政府的反對，才能使所有國家的婦女取得這個新方法。」

拜爾德在報告中提到，即使有了避孕藥，保護也不完全。他說：「我相信，當避孕失敗時，墮胎是支援的方法。更有甚者，由於百分之七十五的國家有某種形式的合法墮胎，政府有責任保證這些國家的婦女能得到最好的醫療科技。」

英國國家人民自由委員會的法律官員葛雯（Madeleine Colvin），不僅解釋在一九六七年的英國墮胎法案下，美服錠應該合法，也說明如果「因爲反對者的壓力而撤回已獲證明的藥物時」，政府或製造商可以如何因應。如果一家公司沒有申請執照，政府可以把它在英國的專利交給別人。如果政府不願意，三年後，另一個申請者可以要求專利。

亞伯汀大學的婦產科主任天普頓（Allan Templeton），報告臨床試驗的三個結果。首先，美服錠合併前列腺素可以在懷孕九週之前，得到百分之九十六的墮胎成功率，這比目前法國的限制多了兩星期。第二，美服錠可以讓子宮頸放鬆，然後再做眞空吸引術。第三，在懷孕三個月以後，與前列腺素合併來墮胎時，可以顯著減少副作用和疼痛。針對第三點，他說：「懷孕三個月後墮胎是很令人不舒服的，因此任何能減少不舒服的方法都受歡迎。」

後來，天普頓和其同事證實，美服錠優於刮除術的另一點，是刮除手術可能使得胎兒的血與母親的血混在一起，而在隨後的懷孕出現Rh因子的問題。美服錠則可大大減少這種危險性。

有一篇題爲〈對國家衛生服務資源的潛在影響〉的文章，吸引了很多人的注意。作者是牛津的雷德克利菲婦產科醫院的顧問，麥肯齊（Ian MacKenzie）。他詳細比較英國社會醫療系統的花費。根據他的計算，六百毫克的美服錠花費二十五英鎊（約一千三百元台幣），若加上前列腺素和住院觀察四到六小時，每人花費七十五英鎊。手術墮胎需要全身麻醉，若只有白天在醫院，花費約一百八十英鎊。這些病例約佔一半，另一半的病人需要住院一、二個晚上，這時花費爲二百七十英鎊。

麥肯齊根據一年七萬九千次的墮胎和其他因素，估計美服錠每年可爲英國國家衛生服務部省下一千到一千五百萬英鎊，並有附加利益：減少病人的罹病率。

在生育控制信託討論會上，英國家庭計畫協會的主席柯西指出，任何可以讓婦女更獨立的改變總是會遭受阻力。在英國有一個典型的例子：生小孩時使用痲醉，也是直到維多利亞女王採用以後才被接受。她說：「我們今天需要爲美服錠找到（與維多利亞女王）意義相似的人物，來爲它背書。」

繼生育控制信託之後，醫師也表態支持美服錠。在《英格蘭醫學期刊》上，吉勒保（John Guillebaud）提出使用墮胎丸令人信服的論點：不僅爲了懷孕初期的墮胎，也爲了讓較晚些的困難墮胎病例較容易處理。他引用拜爾德的話：「應該討論的是，不管在任何情形下，採用治療性的墮胎是否合乎倫理；如果合倫理，醫學科學家就應盡速發展出安全有效的方法，來維護婦女的健康。」

他說，安全有效的方法已經找到了，但如果不能合法取得，就會變成地下化，這時英國婦女也仍然會使用它，但較不安全，效果也較差。

吉勒保報告說，一九八九年在渥太華舉行的國際家庭計畫聯盟會議，對於延遲讓婦女取得美服錠一事表示遺憾。因此他下結論說：「我確定，大部分《英國醫學期刊》的讀者也會反對這樣。」

抗議及威脅要聯合抵制的事，仍然存在。這顯示，喧嘩的少數人的確足以讓藥廠失去勇氣，但一旦這項引發爭議卻很安全的藥物因大衆的需求和醫師的支持而得以上市後，抗議和抵制就無效了。

一個名爲「婦幼福利行動聯盟」的抗墮胎組織警告說：「墮胎丸RU四八六再往前一步後，會讓墮胎更簡單，把殺害未出生的小孩這件事變成彷彿是好事。」這個團體發傳單給病人，要他們交給醫生，要求除非必要，不要開處方使用胡梭的產品。

開發新藥的過程漫長而且花費龐大，取得專利的手續很繁雜，消費者也不一定多。醫生對藥物的選擇常是基於療效而非商標，事實上，有用又可靠的藥物，絕對不會被長期聯合抵制打倒。

製造很多產品的多國聯合公司，比較可能會受到抵制，例如消費者可能會藉著聯合抵制另一項產品，如床墊纖維來抗議藥丸。不過若醫療上需要這個藥，而且大衆也需要它，負責任的公司是經得起相當於恐怖戰術般的打擊的。

一九八九年，英國生育控制信託討論會後一個月，赫司特公司的態度轉變了。我不知道理由爲何，我只曉得赫司特的總裁希爾加再婚了。十一月時他與沙基茲一起吃飯，隨後沙基茲就開心地打電話給我。美服錠要越過英倫海峽，從法國到英國了。

一九九〇年三月，胡梭-烏克拉的主管爲了擬定行銷策略，到法蘭克福拜訪赫司特，議程之一是申請能銷售美服錠至英國的執照，赫司特答應負這個責任。

不過仍然有非正式的第六種情況，需要一位資深政府官員邀請公司申請執照。不久，來自下議院的衛生部部長克拉克宣稱，他矢志支持這個法國藥丸，認爲可以讓英國婦女有自由選擇的權利。一九九〇年十一月，英國的胡梭子公司申請執照，由於臨床試驗已經完成，同意的過程不會太久。一九九一年七月一日，終於通過了。

英國的決定，可能會衝擊西歐最後一個嚴格立法反墮胎的國家：愛爾蘭。每年有五千名以上的愛爾蘭女人到附近的英國終止懷孕。都伯林的年輕教授普連迪維（Prendiville），向胡梭-烏克拉要求使用美服錠，來治療自發的或非法誘導產生的不完全流產，這種純醫學用途應不致於遭醫師，或新選出來的總統，羅賓森夫人（Mary Robinson）的反對。

在北歐所作的努力

第二個地方應是斯堪地那維亞半島。由於在前列腺素方面的先進研究，柏格斯卓姆和拜德曼對美服錠幫了很大的忙。瑞典對家庭計畫的態度人性而富智慧，在全世界是生育控制的領導者，但它的人口在幾年當中仍持續增加——這剛好反駁了容易避孕和墮胎會減少人口的說法。美服錠應該要成爲北歐婦女的選擇。

北歐國家是胡梭英國子公司的責任區。胡梭派在倫敦的主管包德罕，幫助北歐胡梭的總裁山松（Yves Sanson）安排臨床試驗，拜德曼感染了山松的熱情，嘗試一種極強的新前列腺素（meteneprost）。瑞典媒體的反應是正面的，沒有人反對美服錠，但如同別的地方一樣，出口仍未核准。

一九九〇年八月二十一日，在斯堪地那維亞的婦產科學教授會議後，拜德曼和其他十三位有名的專家聯名寫信給胡梭-烏克拉：「貴公司不願意供應 mifepristone 來做科學研究，亦不把藥品上市到北歐，實難接受。」

不久，公司的態度轉趨溫和，但政策仍是一次走一步：英國在前，隨後是瑞典，其他北歐國家再跟進。

打破了頭一個出口的障礙後，把美服錠行銷到歐洲市場和其他地方，已是時間早晚的問題而已。歐洲國家已全部立法使墮胎合法，只有愛爾蘭和比利時是最後兩個堅持的國家，因爲比利時國王是天主教徒。後來，在一九九〇年四月的某一天，比利時國王放棄一天的王位，讓國會在這一天通過墮胎法，而國王因不在位也就不必反對。

但對美服錠而言，眼前的發展仍是上坡路。在許多國家，腳步依舊緩慢。荷蘭於一九八八年幾乎同意，但其申請案仍在冷凍中。開放的荷蘭讓人民有自由選擇的權利，政府也希望能得到最新的醫療進展，理論上應該很容易接受才對，但荷蘭的開放心胸讓穩重的法國擔憂。

胡梭的行政人員不敢大聲說出來，但他們對於把爭議性的藥品送到阿姆斯特丹感到不安：荷蘭開放的用藥文化讓他們害怕，也擔心藥物在黑市出現。一想到這些，胡梭的行政人員就會退縮。其實荷蘭並不是一個沒有法律沒有組織的國家，但胡梭藥廠害怕受議論。

南歐遭遇到強烈的宗教阻力

南歐國家大部分是天主教徒，大衆對美服錠的頭一次試驗反應熱烈。但當地的胡梭-烏克拉的主管卻有點害怕，他們擔心無法適度管制藥品行銷範圍，也不曉得婦女在這個多變的社會中扮演的角色有多大的影響力。

西班牙和葡萄牙官方報告，每年有八萬次墮胎，實際數字可能超過四十萬。他們對美服錠也感到興趣。一九九一年四月，西班牙衛生部的羅貝托（Ignacio Lobato）要求做美服錠和misoprostol的臨床試驗，好做爲大量行銷的第一步。這是很大的進展，充分顯示正在民主化的國家對婦女權利的尊重。

義大利對於藥丸有激辯。科學與政治互相衝突，很多醫生、官員和婦女團體要求美服錠進口，但遭到傳統的阻力——梵諦岡有最大的影響力，自不在話下。

義大利擁有歐洲最自由的墮胎法，一九八一年，公民投票證實，一九七八年的墮胎法受到百分之七十民衆的支持，天主教徒和男人都大力的支持，但這件事情仍十分複雜。

義大利也和在法國和英國一樣，大部分的手術墮胎都需要全身麻醉，這就表示，同時需要一位願意執行墮胎的婦產科醫師和一位麻醉醫師。在其他地方這並不困難，但在義大利，由於梵諦岡給醫師施壓，認爲應該根據良知拒絕墮胎，因此很難同時找到兩位醫生同意執行墮胎，特別在小城和鄉下地區尤其困難。

儘管這個藥丸得到官方支持，但義大利政府仍需視現實情況而定。胡梭-烏克拉希望有關當局能夠給予清楚且正面的回答，但沒有一個單位能獲得充分的支持，即使在衛生部本身也是一樣。

衛生部的兩位次長之一，馬里努奇（Elena Marinucci）積極支持美服錠，她認爲因爲反墮胎的醫生根據所謂的良知條款，讓事情變得複雜，義大利婦女因此遭受不必要的痛苦。她是社會黨員。另外一位衛生部次長是基督徒和民主黨員，則誓死反對美服錠。他有一次對我說：「義大利不像英國，可以直接在國會要求要墮胎丸。就算這裡大部分的女人需要它，但我們的政治不能像這樣處理。」

這件事情每隔一陣子就會在報紙上轟動一次，導致爭論。有一位傑出的女性站出來擁護此事。她是蕾薇-蒙塔琪妮（Rita Levi-Montalcini），一位諾貝爾醫學獎得主。她用個人的魅力和影響力，以及屬於八〇年的智慧，站出來面對梵諦岡的責難。梵諦岡曾提名她爲羅馬教皇科學院院士。

一九九〇年聞名於世的婦女組織「女仕俱樂部」（Club delle Donne）更清楚地表達立場，她們頒「米諾娃」（Minerva）獎給我，這也是這獎項頭一次頒獎給外國人。

義大利的情況十分複雜。一九九一年年中，胡梭正要跟義大利藥廠一起行銷一種抗生素，可是藥廠的代表被梵諦岡的官員告知，如果希望這個藥獲得通過，胡梭必須公開宣稱不會引進美服錠到義大利。這位官員對於發照的委員會有影響力，因此胡梭不得不同意。

德國：看赫司特的臉色

在德語系的歐洲國家裡，美服錠的行銷比其它地方更要看赫司特的臉色。奧地利衛生部正式而強烈地要求進行臨床試驗，但被赫司特斷然拒絕。西德是嚴格禁止墮胎的。

這項法律要追溯到一八五一年的普魯士法典。根據一八七一年的德國刑法第二一八條，因墮胎而觸犯法令的婦女可以監禁五年，醫師則可能被判無期徒刑，但常常從輕發落，不過希特勒又再從嚴處理。我從大衛醫師那兒得知，只有猶太人才可以墮胎。今天德國的第二一八條條款則爲：若無兩位專家從社會學和醫療的觀點認爲需要墮胎，則醫生和病人都必須監禁。特別是南部巴伐利亞邦的天主教勢力很強，很難得到墮胎許可。

在東德和西德統一以前，西德的婦女可以來一趟「墮胎旅行」，也就是到荷蘭或東德去，在州政府的補助下墮胎。東西德合併以後，德國總理柯爾遇到難題：採用西德法律會與東德疏遠，但如果爲了整個國家而放鬆墮胎的法令則會激怒右翼份子，而且因爲基本教義派人士爲數衆多，這樣會喪失選票。一九九〇年中，柯爾決定延後兩年來解決這個難題，到那時，以前東德的五個邦墮胎會合法，而且因爲要達到必要的四分之三多數，社會民主黨會要求允許西德婦女到東德墮胎而不犯法，最後新的國會將必須重新修改法令。

當時的德國國會主席茹斯慕斯（Rita Süssmuth）是基督教民主黨員，而且以前當過衛生部長，她採取折衷的態度，提議在墮胎以前必須先找諮詢中心。但巴伐利亞的強硬派拒絕這種妥協的方式。

住在荷蘭附近的德國婦女，常常越過邊界去荷蘭墮胎，在一九九一年初，德國《明鏡》周刊報導，德國警察在邊界阻止一位疑似要到荷蘭墮胎的婦女，她被強迫做醫學檢查。內政部官員證實，在過去兩年當中有兩起這樣的例子。內政部長亞當史瓦哲（Irmgard Adam-Schwaetzer）說，這種騷擾好似倒回至中世紀一樣。

關於美服錠，醫學上的意見從一開始就有分歧。一九八五年，德國醫學會的鮑普維克醫師（Dr. Michael Popovec）就把這個藥丸視爲危險藥品，即使臨床上證明安全，也要反對它。他說，這種藥品的危險主要在於它有損人性尊嚴。另一方面，高層聯邦衛生部官員史匹曼（Horst Spielman）則讚賞美服錠，認爲它是代替手術墮胎的必要方法。

如同其它地方一樣，對此藥的態度是漸有好感。但赫司特的反對立場十分堅定，不僅在德國，在奧地利也是如此。一九九〇年，赫司特和胡梭-烏克拉拒絕奧地利內政部所提的正式要求，即做一百個墮胎臨床試驗。

一九九二年歐洲整合以後，情況可能有所改變，在法國、英國、瑞典都已通過之後，很難再剝奪德國婦女使用美服錠的權利，事情將進展得很快。

當赫司特拒絕把藥品給德國時，它主要的競爭者，柏林的先靈藥廠正在旁邊靜靜等著。雖然是胡梭-烏克拉最早發明抗助孕素，德國先靈藥廠倒也開發出許多種作用類似的藥物，就算是根據相似的化學構造式發展出來的，但多與胡梭的專利無關。

在利用動物完成墮胎試驗後，先靈藥廠的研究者把焦點放在乳癌的研究，而且他們宣稱，其產品在治療腫瘤上優於美服錠。即使在乳癌的研究，胡梭-烏克拉也是佔盡優勢，因爲它的產品已經在臨床上廣爲使用，因此安全性已經確定。

法國人和德國人都了解自行車競賽的傳統戰術，優秀的選手會在競賽途中的大部分時間居於第二位，然後一舉超越而獲勝。先靈還沒有在臨床上使用抗助孕素，但沒有人認爲它退出比賽。

東歐的矛盾

蘇聯對美服錠也有興趣，他們迫切需要。十月革命後墮胎合法化，這是對沙皇嚴格控制下的一種反應。除了史達林時期受到限制外，後來墮胎就自由了。由於缺乏避孕的方法，所以墮胎變成控制生育的主要方法，費用便宜，且到懷孕十二星期時都還允許。但就像其他東西一樣，在蘇聯是很難找到醫師墮胎的。

根據官方的估計，蘇聯一年墮胎數約七、八百萬次，這數目超過新生兒的出生數，而四倍於已開發的西方國家的墮胎與出生之比的平均數。事實上，沒有列入報告的非法墮胎超過一千萬，通常在偏僻街道的公寓或鄉下茅舍中進行。蘇聯的醫院無法應付。

喬治亞省特必利西市左達尼亞人類生殖學院院長柯瑪索利澤（Arhcil Khomassoridze），擔憂情況會由危機轉變成災難。一九九〇年，他召開了由世界衛生組織資助的討論會，名爲「從墮胎到避孕」，來探討解除壓力的方法，在會中很多人問我有關美服錠的問題。

一九九一年初，科學界人士和專家一致同意在蘇聯使用美服錠，提議可以大量購買，或是在核准下自己製造。

後來，蘇聯的衛生部副部長巴洛諾夫，請求胡梭-烏克拉藥廠幫助安排墮胎臨床試驗，但這要等巴黎方面的答覆。

在東歐其他地方，共黨的瓦解產生了特殊的情況：除了羅馬尼亞之外，避孕和墮胎已經合法，而且得到政府的補助，但爲了放棄共產主義，這些國家想重新評估所有事情，包括那些對婦女有用的事項。

在波蘭，由於天主教教會在暗中破壞社會主義政體，企圖統治國家，情況變得很嚴重，三分之二的人想在教會和國家之間劃清界限。但在一九九一年六月初，教皇拜訪波蘭之前，波蘭國會討論一條新法，做爲給羅馬教廷的禮物，這條法令把一九五六年所訂的條文去除，並規定婦女或醫生若參與墮胎，將被判兩年監禁。諷刺的是，由於國會中的前共產黨黨員的關係，這個提議被推翻，但另外一條法令又在籌劃中，並準備付諸討論，而內容比現在的規定更嚴格。

即使在目前狀況下，波蘭的情況都已是災難。儘管墮胎是合法的，但一年六十萬次的墮胎中，五十萬次是不合法的；時常是在不安全的情況下進行，而且價格昂貴。一九五六年的法律允許墮胎，但需要兩個醫師和一位心理學家的同意。婦女如何同時找得到三位不受教會影響的人，特別是在小城或鄉下？目前藥師在自由政體下工作，可以賣避孕藥，可是面對宗教狂熱人士的嚴重威脅。因不想要的懷孕而來的風險，空前的高，波蘭婦女陷於痛苦中。

我最近到波蘭參加會議，遇到本人是精神科醫師的衛生部長席多洛維茲（Wladyslaw Sidorowucz）。我建議他在波蘭做美服錠和 misoprostol 的臨床試驗，有幾位內分泌學家和婦產科醫師傳達了他們的意願。胡梭-烏克拉的當地主管只等待政府的核准。

匈牙利在神經生物學和複雜的婦產科學有悠久傳統，追隨克沙波（研究助孕酮在人類懷孕時所扮演的角色）的脚步，很快就了解到美服錠的前瞻性。第一份有關美服錠的世界衛生組織發表的報告，由柯伐克斯（Lajos Kovacs）簽署，但新的民主國家由聯盟來統治，柯伐克斯負責看管，當時衛生部還沒有定位。

在南斯拉夫，由於政府當局有很多事要做，因此支持美服錠的人仍然無法促成此事。在世界衛生組織裡，南斯拉夫籍的安多謝克醫師（Dr. Lidija Andolsek）最能侃侃而談，說明這個藥可以如何幫助第三世界國家，但她也無法促成這件事在她自己的國家列爲優先。

擋不住的趨勢

在世界其他地方，由於官僚體系和道德、社會及宗教上的阻力，美服錠的未來仍不確定；但在許多國家，它已是無法阻擋的潮流。不過只要國家當局反對這個藥品，或只因惰性而不去行動，就足以構成妨礙。

在印度就是如此，儘管印度和中國一樣，早就擁護美服錠。一九八三年，印度總理告訴我，他們說準備引進美服錠，從那時起，當局就表示興趣，但官僚體系的作業速度使得進展相當困難。

附近的孟加拉，有關當局也熱烈討論使用美服錠來做月經規則術。孟加拉雖然是回教國家，限制墮胎，卻已允許婦女在懷孕早期做眞空吸引術。福特基金會幫助孟加拉的敗血性墮胎預防協會（BAPSA），籌辦一場介紹美服錠到孟加拉的國際會議，由於波灣戰爭的影響，日期延後至一九九一年十月。

回教國家印尼的情況也類似孟加拉，墮胎不合法，但容許月經規則術。專家也要求要美服錠。

其他回教國家對這藥的意見分歧。阿爾及利亞和突尼西亞的醫生，與孟加拉的醫生一樣，想要引進美服錠做早期的使用，政府表示了某種程度的支持，但也面對宗教基本教義派分子的反對。

在拉丁美洲的大部分國家，天主教教會也阻擋這件事情，而即使墮胎不合法，在此也是容許的。在巴西，每年有四百萬次以上的墮胎，全部是非法的，而且對健康影響甚大。但美服錠是一項有爭議的方法，需要政治角力來克服障礙。

在歐洲之外，最有希望的前鋒是其他工業國。日本是不錯的市場，他們已表達強烈的興趣。日本和蘇聯一樣，生育控制主要靠保險套和墮胎，但環境很不同，因此理由也很不一樣。

日本戰後的優生學保護法允許醫生在做墮胎時有廣大的選擇空間。優生學乃爲了保有最好的品種，日本人認爲，這在控制人口數上是很重要的。一九五〇年代中期，日本每年有一百萬次墮胎，現在每年正式統計約爲五十萬次，但眞正的數字可能二或三倍於此。

過去，日本執行墮胎的醫師在生育控制方面擁有權力。醫生爲了自己的目的，不採用別的國家使用的避孕方法，到過去幾年，口服避孕藥才悄悄引進日本——很顯然的，主要是爲了金錢的利益。想要美服錠的婦女愈來愈多，但決定權在醫生手裡。

我在日本演講時指出，美服錠要在醫師的監督下使用，沒有理由不讓婦產科醫師來給予，使用情況應像法國目前的情況一樣。結果日本醫生開始感興趣。美服錠在日本，比口服避孕藥更有未來。

澳洲的反對，想不透……

有時候，無關醫學的原因會形成障礙，擋在婦女和她們想要計畫自己人生的自由之間。一九九〇年我到澳洲旅行，在這次亂哄哄的旅行中，我對此有深刻印象。澳洲只有一千七百萬居民，但產生了一些生殖醫學方面的優秀科學家。澳洲的家庭計畫團體和醫師們邀我去演講，但我人還沒離開巴黎，澳洲那兒就起爭論了。

有人正在遊說議員，讓美服錠通過。這兒政府是有社會主義色彩的，他們支持美服錠有其歷史因素。一九三七年，五千位澳洲人在勃雷什頓（Dr. Albert Bretherton）的墳墓前列隊，向這位爲窮人安排墮胎（費用由富人支付）的當地英雄致意。威那（Jo Wainer）太太追隨她先生的脚步，負責「澳洲墮胎供應者聯盟」。她寫道：「這是第一次（婦女）可以只要懷孕一點點。」而且她要利用澳洲家庭計畫的口號：「如果您（月經）遲了，就早點來（墮胎）。」

我飛抵澳洲伯斯的前一天得知，西澳的衛生部長威爾森（Keith Wilson），下令，禁止我本擬在愛德華國王紀念醫院爲婦女做的演講。曾是新教徒牧師的他，反對墮胎。

但一面對抗議者，他就撤回命令了。主要的婦女組織、澳洲醫學會和反對黨，說威爾森這項禁止的動作是「檢查」（censorship）。

在坎培拉，反墮胎人士聚集在新聞局外面，但在裡面聽我演講的聽衆則興味盎然。

大部分的澳洲政府官員私下表示支持美服錠，但似乎沒有一位想要像英國國會議員克拉克（Kenneth Clarke）一樣，在國會明白陳述此事。由於沒有來自製造者的強力支持，所以光是小小的團體，就夠讓這藥不可能在英國使用前先行被澳洲核准，因爲英國是澳洲的聯邦夥伴，常常會影響澳洲。

看到一些女性主義組織與極右派的反墮胎團體結盟，我覺得很悲哀。這些男女平權主義者宣稱，身爲女人，她們不想要荷爾蒙避孕和子宮內避孕器，她們排斥這些東西。

這些團體中，有些找醫師從專業角度來攻擊美服錠，而這些醫師沒有任何使用經驗。這就像是一位生化學家竟攻擊神經外科的方法。

澳洲就是這樣。我總覺得驚訝，在一些沒有法律或文化上的理由可以拒絕醫學大進步的國家，竟會有此阻礙。是否這些政治人物——大部分是男人——對女性選民不敏感？或是女性不能表達她的看法？或因爲墮胎是沒有人喜歡的字眼和行爲？

開發出美服錠這麼多年了，大家認定我是墮胎丸的發明者，這件事仍然困擾著我。因爲不僅有許多人參與設計美服錠，我也要讓大家淸楚了解，我在其他範圍也做研究。但這藥代表醫學的一大進步，不僅可以做爲避孕失敗時的一種安全補救方法，而且可以去除傳統的侵犯性墮胎。

種種徵象看來，是令人覺得欣慰的，美服錠愈來愈容易輸出到世界各地，包括北美洲。在加拿大，國會廢掉墮胎限制法以後，最高法庭的決定使事情變得明朗。官員重燃興趣。

但美服錠到底能不能達成它眞正的希望，則依靠一項懸而未決的主要問題：在什麼時候，什麼情況下，它可以進入美國？

第六章　墮胎問題在美國

在已開發國家中，十多歲少女懷孕的百分比數字最高的國家是美國。想到有這麼多女孩子被綁在診所的產台上接受墮胎手術，眞令人難過。

然而，墮胎問題在美國引起了自越戰以來的最大國內衝突，而爭論的地方都不屬於科學層次的問題。

有些媒體的報導比較溫和，但也有像《紐約郵報》(*New York Post*) 這樣，在一九八九年九月底，用以下的標題觸動了美國人的心：「爲頒獎給發明墮胎丸的醫師而引起憤怒，提倡維護生命的示威者咒罵它爲殺人劑」。美服錠在法國及其它地方都很成功，但在美國仍然不能使用——原因並非來自美國當局，而是因爲胡梭-烏克拉藥廠受到赫司特藥廠的壓力，所以不願意申請執照。双方吵得非常兇。

如同一位美國新聞記者所觀察到的，法國方面說，若輿論與政治氣候都支持，才讓美服錠進美國。這是含蓄的說法，意思其實是指當一切爭論停止時，才讓美服錠出口。一開始，胡梭-烏克拉藥廠的主管本來希望美國國內的抗爭能平息，這會兒則不指望爭論會自行平息，支持者轉而期待能說服美國人。他們是有理由樂觀的。

一九八九年，我接受了美國最受尊崇的醫學獎雷斯克獎 (Lasker Prize)，這時起了騷動。美國國家婦女團體 (NOW) 的伯格 (Gretchen Berger) 在《紐約郵報》上歡呼：「這太棒了，它可以拯救婦女的生命。」她預測，經過了「下流骯髒的爭鬥」後，藥丸終將獲核准。

文章中繼續說明，爭鬥是如何骯髒。她提到，國際生命權委員會的威克 (John Wilke) 再次聲明，若美國婦女拿到美服錠，他威脅要聯合抵制赫司特藥廠的產品。文中引用了「行動拯救」團體的路卡斯 (Mark Lucas) 的話：「頒獎給創造殺人藥劑的人，是卑劣的作法。」

在接受雷斯克獎時，我強調美服錠可以讓婦女有所選擇：「選擇是一種自由，科學不能，也不可以指揮我們的信仰，但可以提供我們選擇。」我希望美國婦女很快可以獲得選擇的自由。

必須靠政治力量

我從一開始就相信，美服錠在美國終將被接受，因爲太多人需要它了。一年六百萬次懷孕中，有一半是不想要的。根據報告，每年有一百六十萬次墮胎，三分之一的墮胎者是二十歲以下的婦女。

在已開發國家中，十多歲少女懷孕的百分比數字最高的國家是美國，大約四倍於荷蘭。想到有這麼多女孩子被綁在診所的產台上接受墮胎手術，眞令人難過。

相當多的人需要這藥是一回事，更重要的是，世界上大部分國家以美國爲指標。第一代的避孕藥就是在美國開發出來的，甫問世時也面對相當大的敵意。而我開發出第二代的藥丸，靈感也主要來自美國。美國是先進研究的領導者，是研發基金的主要來源，也是可以幫助世界各地婦女擁有美服錠的重心所在。

但在美國，墮胎導致了自越戰以來的國內最大衝突。沒有一件事情比生死更重要，也比不上女人對其子宮內胚胎的處理權力更基本。

我總覺得，一旦有足夠的人了解美服錠是什麼，藥品就會進入美國。藥品從一出現就帶著困惑的氣氛，很多都是誤傳或誤報，而且爭論的地方都不是在科學層次。

法國發執照給美服錠的那一天，美國食品藥物管理局的專家，正在馬利蘭州貝謝士達的美國國家衛生研究院聽我演講，他們需要更多的相關知識。我們準備了一份背景文件，好讓胡梭-烏克拉藥廠在向美國申請執照時可以用上。從那時起，美國食品藥物管理局的科學家就一直追蹤我們的進展，私下他們表示，從技術觀點而言，發執照給美服錠是不成問題的。

在十分民主的美國，沒有一件事不和政治扯上關係，想要在此事上助一臂之力的立法委員，不見得都會被事實說服。

例如一九八六年早期，衛生及人類服務處的祕書鮑恩（Otis Bowen）寫信給六位共和黨參議員，保證聯邦不會提供經費資助研究美服錠的墮胎效果。但國家衛生研究院的科學家正在研究「美服錠在乳癌、淋巴瘤、青光眼、庫欣氏症、基礎生殖生物學和避孕上的用途」，他也提到，其他機構的科學家正在探討這藥物在愛滋病上的使用。

幾個月後，在一封尋求支持禁止使用聯邦經費研究美服錠的信中，加州國會議員多南（Robert Dornan）稱它爲「死亡之藥」（the death pill）。他曲解了我們的早期臨床試驗結果，他說：「奪取未出生的小生命，將如服用阿斯匹靈一樣簡單和稀鬆平常。」

美服錠在美國的命運，就靠支持者的政治力量了。問題已不在於美服錠是否安全，值不值得婦女爭取它來合法墮胎，而在於示威者能否阻止婦女爭取這項權利。

答案應該很簡單：沒有人有權干涉婦女是否要決定終止懷孕；這項個人權利已得到美國最高法院的支持。在美國憲法的體制之下，只有被推選出來的立法者能把道德上的判斷加諸別人身上，如果醫療程序合法，而人們要使用它，反對者頂多只能反對而已。

愈來愈多人明白事實眞相後，支持美服錠的力量日益強大。而反墮胎人士的立場不管爲何，都愈來愈惹人厭。

一九九〇年末，美服錠出現在《新共和》（*New Republic*）雜誌的封面上。封面是一幅人像，一顆小白藥丸在中心，標題爲「神奇藥」，底下一排粗體字寫道：「當法國墮胎藥丸美服錠只是終止懷孕的安全方法時，反墮胎人士輕易就把它擋在我們國家門外。現在，醫生說這個藥對於腦瘤、乳癌、庫欣氏症，甚至不孕等，可能是突破性的療法，這會兒反墮胎者就遇到麻煩了。」

在美國，除了國內的政治意向之外，美服錠還需要獲得來自製造者的支持。一九九一年，開始朝這個方向前進。沙基茲會見美國人口委員會的主席柴登斯坦（George Zeidenstein），討論如何使一九八二年的協議重新動起來。該協議准許該委員會在美國籌組墮胎試驗，一旦得到美國食品藥物管理局的核准，也允許非營利團體銷售。

如果大規模的臨床試驗如預期進行順利，就有許多選擇。即使胡梭-烏克拉藥廠不把藥品上市到美國，家庭計畫團體和投資者也急著要在這件事上扮演某種角色，這樣一來，美服錠就可以進入美國，而科學和自由都將得勝。

墮胎問題在美國的發展史

美服錠在美國的地位如何，不僅可從社會的角度來看，它還有歷史的意義。在一八〇〇年時沒有法律約束墮胎，但許多婦女仍遭受痛苦，這與道德的問題無關，主要是醫學能力不足。經過了一百年的爭論，到一九〇〇年時各地都有非法墮胎，但女人仍繼續遭受痛苦。

在一本名爲《美國的墮胎》(*Abortion in America*)的書中，馬利蘭大學的歷史系教授摩爾(James More)，追溯這個問題在十九世紀時的重大演變過程。

一直到一八〇〇年代，美國在墮胎的問題上只能運用英國的共同法：產生「胎動」以後，胎兒就受到保護，這時約是懷孕四個月末期或五個多月大；在這以後墮胎，就被認爲是犯罪，但不是重罪，因爲是以母體的幸福爲考慮重點。

那時尚沒有可靠的驗孕方式，胎動是唯一比較清楚的線索。醫師或婦女本身可以採用方法來去除不自然的月經「阻礙物」，這也就是墮胎。摩爾注意到，有關胚胎是否屬於生命的這個道德問題，五千年來從沒有解決，也沒有人痛斥。

一八〇三年，英國國會把在胎動前墮胎視爲有罪，但美國沒有任何一州採取相同行動。在寬容的社會氣氛中，美國有一些醫師把自己日益增長的醫學知識應用在墮胎上，但不常見。倒是若干家庭醫療手冊會提供一些誘導流產的方法，包括放血和重擊腹部。這時期風行以印地安草藥療法來流產，例如沒藥、蘆薈、蛇根草。

通常，來自高貴家庭的單身女子比較會需要墮胎，因爲她們不希望別人知道自己懷孕，但這不算是家庭計畫的方法。摩爾寫道：「如果在胎動前完成（墮胎），在大部分美國人看來，這舉動在道德和法律上都沒有錯。」

一八二一年的康乃狄格州法律規定，懷孕婦女在胎動後就不可以墮胎。對於在胎動前是使用器械或外科方法或有毒物質，這條法令隻字不提，而處罰時也只針對醫師而非病人。一八三〇年，法條涵蓋任何方式的墮胎，但與英國法律不同的是，在胎動前墮胎仍屬合法。

在美國所爭論的是醫療的規定，墮胎只是次要的問題。在殖民時代，擁有正式學位的醫師，有社會地位但技術不是很好；當新民主打破了舊障礙後，其他人想要取代醫生的地位。自由開業的工作者、密醫、民俗治療師，全都和「正規」醫師競爭。這不只損害了醫師崇高的地位，也減少了他們的收入。

「正規」醫師避免施行墮胎，他們信守古希臘「醫學之父」希伯克拉底所立下的誓言。希伯克拉底對於墮胎的態度和柏拉圖、蘇格拉底不同；他反對。許多正規醫師因爲失敗的墮胎所造成的傷害而感到難過，不施行墮胎的醫師，則眼睜睜看著病人去找那些願意提供墮胎服務的非正規醫師。

接受科學訓練的醫師通常認爲，胎動是沒有意義的參考點，因爲胎兒的發育是一種連續的過程。如果在胎動以後墮胎是錯誤的，那麼在這之前墮胎也是不對的。

十九世紀早期，醫師開始組織學會來提昇科學水準，並保護自己的權益。他們以法律爲最強的依靠，因此他們大力遊說州立法委員。

摩爾提到：「美國歷史上第一波墮胎立法……因立法委員和醫師想要管制醫療行爲而起，而非因大衆對於墮胎問題的壓力。」在一八二一至四一年間所通過的法律，都不處罰女人。「由這些可知，墮胎在美國被視爲小手術，而尋求墮胎的女性是值得憐憫和保護的，其行爲並非犯罪。」

一八四〇年代，墮胎演變成公衆議題，高貴家庭的新教徒白人婦女認爲，它限制了生育。墮胎次數高漲，墮胎突然變成大生意。有一位來自英國的移民「蕾斯帖夫人」（Madame Restell）在紐約開了一家店，在波士頓和費城也有分店。她的售貨員沿街叫賣墮胎丸，週期性的逮捕和判輕罪，卻只讓她在三十五年的執業期間更有名氣。

蕾斯帖夫人成爲頭條新聞的人物。據報導，到了一八七一年，她共花費六萬美元來擴張自己的店面和整個市場。有一則廣告警告：「注意：市面上的『女性每月藥丸』都是假的，只有蕾斯帖店面賣眞品。」廣告中提到，許多「贋品與仿冒品」在追求廣告收入的報紙上刊登一波波的廣告。在一八四五年的一個星期裡，《波士頓每日時報》就刊登了五則廣告，包括杜涅特夫人的法國避孕丸和彼得醫師的新藥丸，宣稱「保證流產」。

這些事情引起正規醫師的強烈反彈。有一位定居在新英格蘭的法國人普羅洪就寫說，這些廣告腐蝕孩子心靈，孩子們和父母一樣看得懂這些廣告的；他說，由於「每天新聞散佈不道德和有罪的廣告」，導致墮胎數目增加。可是反彈歸反彈，倒沒有太多激烈的反應。

一八六〇年，胎動仍然是判定是否懷孕的分界點。美國三十三州當中，有十三州仍然沒有墮胎法。

一八四七年成立的美國醫學協會（American Medical Association），終於改變了局面；登高一呼組成這個組織的，是一位波士頓的年輕婦產科醫師史托勒（Horatio Storer）。一八五九年，美國醫學協會在肯德基州的路易斯維爾市召開，這個協會迅速增長，爲了「在美國墮胎乃非法」而戰。史托勒爲了聯邦立法而奮鬥，協會裡有些醫師想要譴責墮胎藥的供應商和廣告者，但史托勒認爲，不要測試協會對抗藥品製造商的能力。

美國醫學協會內部的意見分歧，不少人認爲，婦女不應爲了留下未出生的胎兒而冒險，但史托勒維持原有的主張。當時的醫生覺得墮胎的危險性極高，也想要讓法律來管管這些非正規——在他們眼中且是能力不足——的人。

醫師們的行動，推翻了美國傳統以來對墮胎的容忍，過去視爲不重要且含糊帶過的墮胎，現在則拿出來公開爭論。年輕無經驗的女性團體也揷手，奇怪的是她們大部分反對墮胎，認爲這是男人主宰女性，她們認爲，與其強迫婦女墮胎，還不如男人禁慾。

宗教領袖也不太支持美國醫學協會。新教牧師很難用自在的態度討論有關性的問題，許多教會領袖與教會會衆都認爲沒有道德上的問題：因爲他們也認爲，在胎動之前，胎兒不是活的。想要墮胎的婦女大多數是新教徒，牧師不干涉。

波士頓教區的主教費茲派區克，對於美國醫學協會的行動表示歡迎，但還要再過十年，羅馬天主教教會才表態。此時，巴爾地摩的主教會議譴責所有的墮胎，包括美國醫學協會所提出的治療性墮胎。

摩爾在書的結尾說：「對於反墮胎行動，美國教會當然不反對，但他們也不明顯參與

——比起教會在當時其他社會政策如戒酒所參與的程度，對於反墮胎，他們的參與不多。」

一九〇〇年時，美國認爲墮胎是違法的，雷斯帖夫人終於在一八七八年因重罪被逮捕，她在審判前自殺。已婚的女性新教徒開始不願墮胎，而墮胎回到深街暗巷，通常是貧窮、傷心的女人最不得已時才採取的手段。一直要到一九七三年最高法庭的一項判決，事情才改變。這樁案主是一位德州婦女，法律文件中稱爲珍・羅伊（Jane Roe）。

在這樁「羅伊對魏德」的案子中，法庭明定州政府對於墮胎的權限。大致說來，在頭三個月，要不要墮胎由婦女和其醫師決定；在第四至六個月，州政府可依母體的健康情況來處理有關墮胎的規定；在第七至九個月，州政府可以禁止墮胎，但爲了母體健康而不得不墮胎的特殊情況除外。

關於羅伊一案的判決，可以說是一項認爲墮胎合法的判決。這也刺激了主張生命權的人，因爲他們還找不到一項可資攻擊的論點。有一些位居立法院和法院的人，持同情立場。法律很清楚，但公衆的態度則混淆。一九六六年，避孕在麻州仍然是不合法的，即使是已婚夫婦也不可以，實在令人難以置信。

一九八〇年雷根當選總統，引發反墮胎行動的新火花。雷根的立場很淸楚，在一次演講中，他用很情緒化的話語表示，人的生命始自受孕。雷根宣佈一九八八年一月十七日爲國定人類生命神聖日，致力保衛未出世的生命。

雷根的聲明提到，自羅伊一案以來，已經失去「二千二百萬名嬰兒」，此損失是「悲劇性且無法言說的痛苦」。他要大家注意「無數被迫墮胎的婦女的壓力和傷慟」，但他沒有提到，要是墮胎合法的話，所喪失的生命和婦女的傷慟可能會如何。

應雷根的要求，美國衛生總署署長庫普（Everett Koop）詳細研究美國的墮胎問題。庫普本人反對墮胎，但他原則上應從專業的角度來看此事。一九八九年一月，他的報告指出，沒有任何醫學或精神上的理由可用來譴責墮胎。

行政者極力排斥羅伊案，有時帶來悲劇性的結果。亞特蘭大的疾病管制中心定出方針，教導婦女如何避免將愛滋病病毒傳給小孩。罹患愛滋病的婦女所生的小孩，有十分之一於五歲前死亡，但疾病管制中心不將墮胎提供爲一種選擇。未死的病童患有譫妄、疼痛、抽筋和癱瘓。

雷根政府不僅凍結任何帶有墮胎色彩的研究或家庭計畫的經費，對於任何與墮胎稍有關聯的國際機構或外國計畫的援助，一概切斷。若干第三世界極需援助的家庭計畫亦爲之腰斬。

激烈的反對者

今天，稍稍看一下電視或瀏覽報紙，就足以了解爭論的激烈程度。成千上萬的人湧進華府市區，示威表示贊成或反對墮胎；在美國中西部的小城，警察得用警棍來將兩方人馬分開；自命維持治安的人，竟在墮胎診所前擋住婦女，不讓她們依約進診所；在俄亥俄州的一個診所，有一個贊成墮胎的人把小貨車開入抗議者群衆中。

結果，墮胎議題常常影響政經活動。當愛達荷州立法通過抑制墮胎的法律時，大家誓言不吃愛達荷州所產的馬鈴薯；後來州長對此法投反對票，引起兩方激烈反應。每一次最高法庭開會時，最引起注意的問題是候選人如何看待羅伊案。支持或反對墮胎的兩方人馬，都選擇對自己有利的民意調查加以發揮。一九九〇年，一份路易斯·哈里斯的民意調查顯示，百分之七十三的美國成年人認爲，應該由婦女自己做選擇。這數字更刺激了反墮胎人士。

美服錠的新聞在美國就像汽油灑在火上面。在胡梭-烏克拉藥廠的地下室倉庫裡，堆著註明了贊成和反對的檔案盒。我自己的檔案裡也擠滿了信件，有懇求、請願、咒罵和威脅；有人罵我是大便；有一個人告訴我：「我們全家（兩個女兒、五個姪女、先生、父親和祖父母）全部爲你的研究鼓掌。」

也許有人很想計算，贊成或反對者的數目到底多少，但這樣計算可能會產生偏差。有一封信開頭寫著：「親愛的烏克拉先生」，信中說，希望停止在「世界任何地方」對於這個藥品所進行的「試驗、上市和行銷」。然後我發現，有其他數十封信件也都提出同樣的意見。還有其他類似的信件，持贊成或反對意見的都有，有些一看就知道是同一部電腦打出來的信件，只是簽名不同而已。

這情形乃是在美國常見的遊說形態。我看到很多次，「親愛的會員，隨函附上一封打算寄出的信……我們建議你稍稍改變用詞，這樣才不會看起來像同一封信。」這樣子得到的結果不是民意調查，而只測量出正反兩方發動民衆的力量有多大。

仔細讀了這些信後得知，美服錠所引起的顧慮，在於墮胎這件事本身。許多信的內容，反映出發信者對於自己認爲重要的事情的看法。一個德州小城的人說：「我也曾是胚胎／胎兒……」，所以要求廢止美服錠。紐約州一位婦女寫道：「這個產品不會幫助我們的世界，只會摧毀它。」

大部分惡意批評的人，對於這藥丸的認識都錯誤，但他們的熱度，讓習於溫和討論的歐洲主管緊張起來。有一對夫婦寫道：「如果人們呑下一顆藥丸就可以將未生出的小孩墮掉，這會是一個多麼可怕的世界。你們必定是一個惡魔公司，才會製造和銷售這種殺人武器。」

有一些信件除了內容之外，看起來也很醜陋。有一封信是用藍色原子筆寫在有橫線的黃色筆記紙上，他寫道：「我們不允許它在美國這裡上市。立刻停止製造美服錠。」他在「立刻」兩字下面用力畫了三道加強語氣的線。

強硬的支持者

另外一邊的態度也相當強硬。國家婦女團體州分會的主席就寫道：「請把美服錠帶到美國，不要害怕反墮胎人士的聯合抵制。如果你們不幫忙讓墮胎在美國成爲安全、合法的行爲，並且使墮胎的價錢負擔得起又不難得到，你們反而要害怕我們聯合抵制。」

有些人很生氣，例如有一個人就悲嘆：「可惜，俄羅斯的凱撒琳女王、埃及的克麗佩脫拉女王已不在世，無法取代男人來領導世界。」在這封寫給沙基茲的信中，信尾寫著：「小心，懦弱的小男人，偉大的女人將會回來。」另一個人信上寫道：「美服錠是所有女人的道德財產，不應只讓那些有幸可以搭飛機到法國的人擁有。我的身體不是羅馬天主教庭或布希總統的財產。墮胎從古代就已存在。如果胡梭-烏克拉藥廠隱藏這個革命性藥丸的技術，是很不道德的……如果美服錠能夠治療前列腺癌，我敢說，一堆男人將會改變他們的想法。」

來信當中，有些人的位階很高。有一位昔日當過產科護士的琴莫曼（Jo Ann Zimmerman），用頭銜署名愛荷華代理州長的信紙寫信來：「我不想回到羅伊之前那種醫療照顧的時代……女人愈來愈有能力控制自己生育命運。而美服錠是一項正面的進步，讓女人更能選擇自己是否要懷孕。」美國小兒科學會的理事長也稱讚這個藥，並強調，他們的團體相信，每一個小孩的出生，都應該要是出自父母親的期待。

有一封簡單的手寫信感動了我，這封信，代表美國婦女已經了解自己所得到的選擇。一封給沙基茲的信裡寫著：「我寫信給您，是要懇求您用您的影響力，讓美服錠賣到美國。如果醫學的進步能夠幫助婦女，那麼，不給我們這個藥是不公平的。認爲墮胎是謀殺的人，並不是替我發言，也不應讓我拿不到這個藥……再一次懇求您，供應美服錠給美國婦女。」寄到胡梭-烏克拉藥廠的信，最後會送到慕悌特（Ariel Mouttet）手上，她主管產品在國外的流通事宜。正常情況下，她會用制式信函簡短回覆。一九九〇年七月的某天早晨，她走進公司總部，發現寬敞的大廳放滿了寄給她的紙箱。一個來自美國的十人代表團飛到巴黎，意欲促成這個藥丸輸入美國，他們帶來十二萬五千人的簽名請願書，共重五百公斤。

代表團中有一位是德傑拉西，他當年的研究有助於平卡斯研發出口服避孕丸。另外還包括美國公共衛生學會理事長阿魯金（Myron Allukian Jr.），以及女性多數基金會主席暨前任國家婦女基金會主席史蜜爾（Eleanor Smeal）。他們和沙基茲談了一上午；沙基茲說，他被說服了。接下來的目標：位於法蘭克福的赫司特藥廠。半噸重裝有簽名的紙箱，用胡梭的卡車運到赫司特藥廠。不過，赫司特藥廠不爲所動。

藥廠的顧慮和包袱

胡梭-烏克拉藥廠的產品，在美國通常由赫司特—胡梭公司上市，這公司百分之二十的股權屬於法國，其它股份則屬於德國赫司特藥廠在美國的公司，赫司特．謝拉尼斯公司。赫司特．謝拉尼斯公司的產品從輪胎到紡織品都有，年銷售額爲六十億美元，佔赫司特藥廠全世界營業額的四分之一。這個公司一點也不喜歡美服錠。

每個公司都有自己的政策，赫司特-胡梭公司不賣避孕藥，但它的美國分公司可以賣美服錠這樣的產品；設計公司其他結構時可以考慮外在的利益團體；不管大小事，赫司特藥廠都有最終決定權。

害怕聯合抵制只是一部分原因，龐大的赫司特藥廠對消費者的壓力很敏感，然而，可以等待反墮胎人士的阻力消失。哈佛大學的法律系教授崔伯（Lawrence Tribe），在所著的《墮胎：絕對的衝突》（*Abortion: The Clash of Absolutes*）一書中，回憶當年口服避孕藥上市時所受到的威脅。希爾公司在帶頭上市時忽略了聯合抵制的嚴重性，使得支持他們的派德公司損失慘重。最近普強藥廠（Upjohn）也停掉前列腺素的研究，因爲無從估計聯合抵制所造成的影響。赫司特藥廠由於擔心「責任」問題，不同意美服錠。

在美國這種無事不可興訟的地方，製藥工業是很敏感的，特別是生殖醫學方面的藥。一九七〇年代早期，有一種名爲達爾孔・希爾德（Dalkon Shield）的子宮內避孕器非常盛行，但不久，很多人在使用後發生感染，製造商羅賓斯公司隱藏事實。在累積三十二萬樁案例後，法官捧手了。羅賓斯公司奉令花了二十四億七仟五百萬美元解決問題，最後破產。付出這麼大的代價是有原因的。達爾孔子宮避孕器由於嚴重設計不當，以致造成嚴重甚至致命的感染，而就像以前發生的產生畸型兒的藥物撒利竇麥德一樣，製造商的責任不容推卸。

在達爾孔避孕器事件之前，普強藥廠曾開發出一種有效而安全的避孕藥，俗名叫「狄波」（Depo-Provera）。一九七四年，美國食品藥物管理局決定核准迪波-普羅維拉，這藥物也用來治療某些乳癌病人。由於婦女團體說它有不良副作用，促使美國食品藥物管理局撤銷其執照。在花了大約十億美元於這項計畫之後，武藏公司只好終止它。今日，狄波行銷世界各地，只有美國不能賣。

在生殖醫學的領域中，即使是自發性的異常現象都會讓人懷疑是不是由藥物引起的。就算公司沒有錯，法律訴訟也會耗盡公司的資源及聲譽。強制責任險很難做到。藥品製造商領教過美國大衆對此的強烈反應，因此寧願選擇比較簡單的行動：「我們在這方面沒有發展。」

沒有一家大型的美國製藥公司有意取得胡梭-烏克拉藥廠的專利。除了嬌生企業（Johnson & Johnson）的一支，歐梭（Ortho）藥品公司以外，過去二十年來，其他公司全都放棄了有關生育控制方面的研究。自從一九八〇年起，八家主要的公司陸續退出了避孕藥的研究。

美國國家研究委員會和醫學研究院做了一份爲期兩年的研究，不僅責怪強制責任險的相關法令，對於限制性的規定和缺乏研究經費也表示不滿。一九九〇年的《新英格蘭醫學期刊》上，登了三位專家的研究發現：「國家花在消除特定疾病上的費用，遠多過預防不要的懷孕所帶來的負擔和傷害，及其對醫學、心理和社會的影響。」結語說：「若不立即改變公共政策，下世紀的美國，在避孕方式的選擇上將和今天差別不大。」

作者之一是賓州大學的婦產科教授，馬斯特羅安尼（Luigi Mastroianni）。在發表這篇報告的記者會上，他針對阻礙醫藥發展的責任問題表示：「在美國的我們，所擁有的選擇仍然和三十年前一樣；而某些歐洲國家的人民，現已可以考慮使用避孕植入器、注射性避孕藥或口服避孕丸、子宮內避孕器和結紮，這些是我們沒有的。」

一九九〇年，德傑拉西在《科學》雜誌上爲文道：「除了伊朗以外，美國是另一個把生育控制發展技術的時鐘撥回到十年前的國家。」身爲避孕丸開發先鋒的他，以諷刺的語氣建議大家，考慮使用老舊而容易出錯的算時間避孕法。

四周氛圍若此，不難理解赫司特集團爲何排拒。此外，他們也有商業上的理由。赫司特-胡梭藥品公司過去沒有銷售生殖控制藥品的經驗，所以現在需要販賣、分配和管制的通路。

欲申請販售美服錠的執照，至少要花七千萬美元做臨床試驗，並配合美國食品藥物管理局的要求。還必須有龐大的準備，以承受消費者的抗爭。

赫司特藥廠的高階主管還有一些無關利潤的恐懼。他們知道，「下流骯髒」的爭鬥會運用什麼武器。過去，活動人士叫他們納粹鬼，不管德國自戰後已有多大轉型。現在問題一樣。既然風險大，又不討好，有什麼動機推動這藥？也許有社會責任，但誰能定義什麼叫社會責任呢？

支持美服錠的人逐漸增加，因爲愈來愈多的人抱持簡單的理由：人們需要它，也想要用它。沒有法律或醫學上的障礙。在社會各個角落，明顯的大多數人支持婦女墮胎的權利。反對墮胎的人可以不用美服錠，但他們不可以不准別人使用它。

只要科學家開發出美服錠的其他用途，這個藥便可以對抗與生育控制無關的疾病。一些現在硬說美服錠是死亡藥丸的人，這藥丸將來也許可以救他們的命。

面對美國的巨浪，赫司特藥廠和胡梭-烏克拉藥廠很快發現因應之道。他們擁有專利權，如果自己不使用，可以和別人分享或是讓渡。在法國這邊，他們感覺驕傲，因爲已經證明產品有效，爲何不能讓它的旗幟在美國飄揚？

爭議漸漸浮出……

在醫學和科學界，對美服錠的態度愈趨正面。有些科學家由於不能得到美服錠來從事工作而感到挫折，甚至生氣。

當年美服錠可以在法國使用時，美國的科學家對它已相當了解。在美國，若藥品尚未能做商業用途時，食品藥物管理局允許以「研究中新藥」的理由進口。人口委員會獲得了這個許可，並安排臨床試驗。進口美服錠是在它與胡梭-烏克拉的協議下進行。在洛杉磯南加大女子醫院進行的實驗顯示，不用前列腺素而只用美服錠，就有百分之九十的成功率。

其他科學團體經由人口委員會或自己申請到的許可證，得到美服錠。胡梭-烏克拉藥廠讓許多領域的研究者都能取得美服錠，但爭議開始產生。

三年後，也就是一九八七年，人口委員會停止支持南加大的試驗。《瓊斯媽媽》（*Mother Jones*）雜誌後來報導，委員會受到有力人士施壓，其中包括北卡洛萊納州的參議員赫姆斯（Jesse Helmes）。這篇文章指出，科學家多麼容易受到政治的影響。醫學研究委員巴汀（Wayne Bardin）說：「研究計畫經費被刪減，研究員還可能遭受壓力，」如果不是因爲有壓力，「美服錠應是會優先被考慮的」。

南加大的婦產科主任米謝爾（Daniel Mishell），仍然對這項研究計畫保有熱忱，而且繼續進行。但於一九九〇年二月，他這邊的美服錠在用了四百劑之後就沒有了，米謝爾的同事葛萊姆（David Grimes）責怪胡梭-烏克拉藥廠不繼續供應。

在這種情況下，每一個人能操縱的空間都很有限。胡梭-烏克拉藥廠由於必須答覆赫司特藥廠，因此堅持墮胎試驗的研究中新藥必須根據一九八二年的協議，只能經由人口委員會的管道取得。一九九一年年初，巴汀表示，由於胡梭的計畫太不清楚，所以他不能籌募支持美服錠的經費；除非胡梭下決定，不然就沒有什麼話好說。

一群以戈爾（Bernard Gore）爲首的舊金山加州大學醫生，想要籌組美服錠的臨床試驗。他們向人口委員會及胡梭-烏克拉藥廠申請藥品，但沒有結果。

儘管胡梭提供大量的藥品給研究者進行與生育無關的研究，但不可避免會有衝突。有一些科學家和專家想用美服錠做各種醫學研究，可是胡梭不希望有太多藥流到外面。

一九九〇年代，問題在華府爆發。美國國家衛生院的科學家雖說被禁止做墮胎研究，可是在其它方面仍有進展。突然，有些地方的美服錠供應停止，科學家擔心研究會發生問題。奧勒岡州的民主黨國會議員韋登（Ron Wyden）辦了一個聽證會。許多報紙大篇幅報導有關這個墮胎丸的事情，特別是《華盛頓郵報》。

韋登指譴責食品藥物管理局向政府的偏見屈服，造成國人承受「不必要的痛苦」。他說，這種禁令「獨斷、政治化而且不合科學」。

食品藥物管理局的委員巴恩斯（Sandra Barnes）還擊，謂食品藥物管理局「別無選擇，只能維護國會所不願意改變的現況」。副政務委員契斯摩爾（Ronald Chesemore）還說，事實上，研究並沒有受到限制，這全是誤會。

除了「研究中新藥」這樣一個理由之外，食品藥物管理局也允許個人進口少量的藥物以供個人用途。但美服錠引起爭議（有人說是官方壓力），因此食品藥物管理局就禁止個人進口美服錠。契斯摩爾說，由於禁止個人使用，所以研究者誤以爲不可以進口美服錠。

有時，聽證會變成是對美服錠的公開審判。癌症病人行動聯盟的副主席拜恩(Helen Byrne)自己罹患乳癌，她就說：「我是天主教徒，對於反對墮胎的態度一直沒有改變，但現在不是在討論墮胎問題，而是攸關乳癌病人的生死問題。」

韋登說，由於食品藥物管理局禁止私人進口，這使得藥廠對於醫學研究的支持產生困難。結果，胡梭-烏克拉藥廠很難，或甚至不可能讓美國研究者按時得到美服錠。

美國醫學協會宣稱，食品藥物管理局是出於職責；有些人則說，食品藥物管理局進退兩難，因爲錯的是藥廠既不願意申請執照，又不鼓勵研究者使用。

韋登想看食品藥物管理局「如何改變局面」。爲何不讓衛生及人類服務主席蘇利文（Louis W. Sullivan）打電話給胡梭-烏克拉藥廠？契斯摩爾壓抑憤怒答道：「食品藥物管理局無權爲企業做決策。」

事實上，食品藥物管理局已經仁至義盡了。美服錠的使用，從來不考慮開放個人進口，應該在醫師的指示下根據相關規定使用之。食品藥物管理局必須得到製造者同意，才能發給「研究中新藥」的許可。人口委員會有權進口美服錠，其它就看胡梭自己了；由胡梭來判定誰的研究最可能有結果。

主要問題來自赫司特藥廠的反對，這是美國當局所無法控制的。

支持的力量集結

同時，在刊物或會議上，醫生愈來愈強烈要求美服錠，他們認爲，不應該被與科學無關的事情抑制了它的使用。

一九九〇年八月的《美國醫學會雜誌》，刊登了一篇由雷傑森（William Regelson）、羅利亞（Roger Loria）和卡利米（Mohammed Kalimi）三人執筆的評論，結論爲：「如果赫司特-胡梭無法抵抗聯合抵制的威脅，那麼研究和商業上開發 mifepristone 的權利，就應移轉給不會受到經濟壓力的團體。mifepristone 的價值應由臨床醫師來決定。過去由於重視胚胎生命權的政治考量而否決這個藥物，現在是大家來公開討論的時刻了。」

維吉尼亞醫學院的腫瘤學家雷傑森在別處也說：「如果美服錠和墮胎無關，它早就被認爲是一大突破。」

這篇刊登在《美國醫學會雜誌》的文章，檢討美服錠的潛在用途，並結論道：「不幸，由於反墮胎聯合抵制所可能帶來的政治和經濟影響……導致臨床試驗停擺。只要墮胎一天是合法的，則 mifepristone 是否可以使用，應取決於臨床試驗結果，而非道德和宗教上的考量。由於對此議題的情感用事，未來，有關抗助孕素和抗糖皮質類固醇接受器阻斷劑的臨床試驗，可能都會發生問題……每年（美國）有四萬三千名婦女死於乳癌，殊不知，由於反對墮胎使得（美服錠的）臨床試驗延遲，而這藥有可能可以救助這些乳癌患者。」

美服錠不是抗癌的神奇藥物。從很多病例來看，它的效果並沒有顯著到可以論定它在這方面的療效，一切仍在研究中。不過這篇文章反映出美國科學家的深切關心。

美國醫學協會淸楚表達了支持美服錠的立場，而包含各方科學家的美國科學發展學會，也表示支持。

一九九〇年六月，美國醫學會投票表決，結果支持「使用美服錠做臨床研究，並支持在必要時可以臨床使用」。美國醫學會成立於十九世紀，過去由於墮胎的危險性而反墮胎，現在則擁護這種較安全的墮胎方法，而且出於醫學理由，非關意識形態。

接受美服錠而且將來有可能會使用這藥丸的婦女，形成一股強大的力量。一九八九年初，約有三十至五十萬人聚集在華府，「爲婦女生命而走」，這是美國有史以來最大規模的遊行示威活動。每當演說者提到美服錠時，群衆就高喊著要核准它。

美國家庭計畫聯盟從一開始就支持美服錠，而在創辦人桑格女士當年的遠見帶領之下，成爲一個思想前進且敏銳的組織，而其醫事人員在對抗資訊錯誤的反墮胎人士方面也很有經驗。美國家庭計畫聯盟的主席瓦特頓（Faye Wattleton），曾三度至巴黎向胡梭-烏克拉藥廠拜託。

美國國家婦女組織、國家墮胎權行動聯盟、女性大多數基金會，以及其他團體等都表示支持。若干專家團體也表態支持，包括大衛（Henry David）的國際家庭研究所、波特（Malcom Potts）的國際家庭衛生組織、人口危機委員會、阿蘭・古特馬賽研究所、美國衛生基金會等。

一些爲自己爭取權益的傑出女性也前來奧援，例如布萊爾（Deeda Blair）、羅嬪・杜克（Robin Chandler Duke），以及影星珍・華德（Joanne Woodward）。而多倫多大學的法律學教授雷蓓嘉・庫克（Rebecca Cook），則把各國目前的相關法律問題爲我們上了一課。

婦女團體的支持讓我十分欣慰。反墮胎人士擺出一副爲神和未出生的嬰兒說話的姿態，婦女則是爲自己的生命發言。

從美國的新聞評論可以看出來，美國人要胡梭藥廠站穩立場，社論從一開始就支持美服錠。

一九八八年三月，《紐約時報》寫道：「很明顯，美服錠在美國是有市場的，問題是誰來賣它？」其他報也呼應這種想法，《費城詢問報》要美國政府和法國製造商有勇氣一點，《華盛頓郵報》則鼓勵美服錠行銷至美國。

風暴始形成時，《波士頓全球報》就寫道：「需要傾全力促成美服錠在國際醫療機構使用。」一九九〇年，該報在一篇題爲〈墮胎丸的時代已經來臨〉的社論說：「美服錠的優點如此清楚，不應再不讓美國婦女使用。最終的理由就如法國衛生部長所說的，這個藥是所有女人的『道德財產』。」

其後，《紐約時報》再發出觀點更宏大的訊息：「讓美服錠更廣爲人使用，有助於促進美國國內和國際間的領導地位。」

《浮華世界》（*Vanity Fair*）雜誌於一九八九年的一篇文章中，指出很重要的一點：「反墮胎人士已經知道，他們的反對工作更爲艱難。國家生命權委員會的威克醫師告訴一位記者：『我們這個社會是很單純、很視覺導向的，如果墮下的胚胎看起來不像人，我們的任務就更艱難了。』」

當然，威克與其他人並沒有就此被嚇阻。反墮胎人士使用更具火力的言詞來反對：說美服錠是化學性的絞刑器具；說它是九〇年代的達孔避孕器；說用這藥無異於自己殺生。每隔一段時間，與這個藥有關的研究者，就會受到不明人士威脅要取他們性命——這件事我特別覺得有違事理。

就現實來看，爭取生命權的立場一點也不是開玩笑。當墮胎合法之後，死亡率會明顯下降。每年仍有許多婦女死於不合法的墮胎，更多人受到無法治癒的傷害。

反墮胎人士以道德爲由，使得貧窮的婦女無法以安全方式墮胎。他們反對美服錠，但美服錠卻可以讓女性有更多選擇，墮胎的費用也較低。

凡是科學所能提供的方法，醫學界都需要。而爭取生命權的人，以扭曲的事實支撐自己的論點，不曉得是無知或心存敵意，總之，美服錠能夠治療疾病此一事實，他們不管。

教會的立場漸緩和

在美國，反對美服錠的理由主要是基於宗教。但並非不能改變。慢慢的，有些教會領袖漸有定見。

在美國和其他地方，對於墮胎議題的立場呈現兩極對立，一邊是教會，另一邊是自由主義人士。羅馬天主教廷持著「生命始自受孕」的教條，稱墮胎為謀殺。事實上，這是從一八六九年才開始採取的看法。教會的基本教義派雖採相同的立場，卻沒有資料可供援引。

基督教、猶太教、回教或亞洲的主要宗教，甚至天主教裡的羅馬正教都沒有堅稱，只存在幾天的胚胎是神聖的生命。有些宗教信仰認為，靈魂在胚胎之後的一段時間後進入胎兒，而形成一個新生命。其他宗教則將此問題交由個人良知決定。通常大部分的宗教反對墮胎，不過，有的宗教允許月經規則術一類的方法。

當爭取生命權的一方更強烈反對美服錠時，若干教會出面說話了。一九九〇年年底，「祖國牧師教會聯合董事會」執行副主席路克斯（Charles Shelby Rooks），寫了封信給沙基茲。這個董事會負責監督美國國內的聯合基督教教會，會員有一百五十萬人，源於清教徒和早期的德國宗教改革者。

路克斯說，董事會表決支持美服錠的進一步試驗，也支持日後的行銷：「董事們認為，他們支持進一步的試驗，以此顯示，他們堅信婦女是道德的。眼看一群市民反對婦女使用較不具侵犯性的方法來終止懷孕，反對在治療癌症、青光眼和子宮內膜異位方面的進一步研究，董事們深感難過。今日，一天有五百名婦女死於拙劣的墮胎手術，這原本有辦法避免，現在卻遭受阻礙。此亦令董事們大感難過。」

佔美國人口百分之二十六的天主教徒，對這件事的看法較複雜。梵諦崗反對墮胎的立場毫不含糊，但美國有百分之三十二的墮胎發生於天主教婦女身上。

米爾瓦基的大主教威克蘭（Rember Weakland）由於舉辦墮胎聽證會而遭教廷指責，但受到許多天主教徒讚許。贊成自由選擇的天主教雜誌《良知》（*Conscience*）寫道：「威克蘭大主教本支持教會方面有關墮胎的教導，但現在，他已試著和不同意教會立場的人進行對談。」

一九九〇年，紐約州長郭莫（Mario Cuomo）拒絕立法禁止墮胎，引起大騷動。紐約州首府奧爾班尼的主教鮑灙公開表示，州長應下地獄。新的紐約市主教也不讓州長在主教學院演說。在一九九〇年年底的「紐約書籍回顧」中，威爾斯（Gary Wills）提起，一九八四年，紅衣主教奧康納（John Cardinal O'Connor）在聖母大學表示，不願譴責那些要求將郭莫逐出教會的人。之後，郭莫在演講中說明自己的立場。

威爾斯提到，天主教教會經由兩種途徑影響美國的政治：一，它的成員會遵循教會的教誨；二，教會持長期的自然法傳統，以嚴謹的論點向非天主教徒的「善心人士」提出訴求。

郭莫告訴巴黎聖母院大學的聽衆，他個人和他的家庭裡是不贊成墮胎的，但他必須支持他所執政的州所立的法律。他也點明許多天主教徒對教會的矛盾心理。郭莫小心地問：

「儘管我們的家庭、學校和聖壇再三教誨，儘管父母、牧師和主教多所訓斥和懇求，儘管我們努力表示我們反對墮胎，但我們天主教徒顯然與那些持其他信仰的人一樣相信，甚至也可能採同樣行爲。是不是因爲我們自己無法不犯罪，就要政府對於我們認爲有罪的事課以刑罰？」

威爾斯分析天主教徒之間的分裂。《聖經》並沒有提到避孕或靈魂的起源，但幾百年來迭有討論。前述的教庭第二種影響力——基於自然法傳統的道德力量——由於沒有清楚的定義說明何謂「自然法」，因此說服力不強。

在墮胎和生育控制的議題上，甚至有許多虔誠的信徒懷疑教廷的權威。威爾斯觀察到：

「大部分天主教徒認爲，他們的教會領袖對於性這個議題是持不同意見的。」

韋伯斯特案改變局面

一九八九年，美國最高法院對「韋伯斯特與生育健康服務局」案的審判結果，引發新一波的爭取生命權運動。「韋伯斯特」案的判決，使得各州可以將用於墮胎的公衆基金凍結，並支持密蘇里州的法令，認爲「生命始自受孕」。這項決定暗示，法庭的立場也許漸漸從「羅伊與韋德案」轉向「韋伯斯特案」。這個決定事實上鼓勵了各州議員訂立更多限制墮胎的法律。

密蘇里州的法律規定，婦女在懷孕二十二週以後若要墮胎，醫師須先做胚胎存活力的試驗。這在醫學上毫不合理，任何胚胎在二十二週時要在子宮外存活都太早了些。而這種試驗可能會危及母體或胚胎。這條法律等於間接阻擋了需要公共支援的人進行墮胎，特別是窮人和年輕黑人。一九九一年中，反墮胎人士進行暴力行動，以堪薩斯州的威奇托爲頭一個目標。路易西安那州通過墮胎法，由於相當具約束性，所以顯然是在新的最高法庭成立前，衝著「羅伊與韋德案」而來。六月，新的法官蘇特（David Souter）投票支持不可在聯邦支持的診所做墮胎方面的諮詢。然後最高法院法官馬歇爾（Thurgood Marshall）退休，遺缺由保守人士繼任。墮胎議題似乎遭遇嚴重的挫敗。

「韋伯斯特」案無意中暴露出州立法時反墮胎觀點的弱處。到一九九〇年年底，共提出超過三百五十項限制墮胎的法案，只有南卡洛萊那、西維吉尼亞、猶他和賓州、關島通過法案。一九九一年，若干州跟進，但其餘的州反對。新漢普夏州提出大規模試驗美服錠的計畫。同時，有許多立法委員支持自由選擇權，參衆兩院通過法令，准許醫師在全國所有的家庭計畫中心提供婦女墮胎方面的諮詢。總統使用了否決權，阻止國會推翻最高法院的決議。

公衆人物的話，被兩方人馬細細酌磨。有人問副總統奎爾夫人，如果女人因被強暴而懷孕，該怎麼辦，她回答：「使用法國事後丸是很好的方法。」話聲甫落，馬上有聲明爲她消毒，說這不是她的本意。

在這種新的情勢中，從雷根時代留下來的堅定立場漸漸出現裂縫。有三位女性由於無法說服黨中央改變反墮胎的立場，因而辭去紐約州共和黨經濟委員會的職務。這件事引起喧然巨浪，這三位女士，金貝爾（Barbara Gimbel）、摩絲巴荷（Barbara Mossbacher）、哈麗遜（Pauline Harrison），在「韋伯斯特」判決後就表明自己鮮明的立場。有一個雜誌稱呼她們爲「白手套連隊」。

此舉頗有斬獲。共和黨國家主席阿特瓦特（Lee Atwater）於是宣佈，對於墮胎議題的立場可以不止一種。前述三位女士認爲，政策上的轉變關係到共和黨的存續。哈麗遜指出，百分之九十二的紐約州選民支持可以自由選擇墮胎與否。她告訴記者：「你不能再忽視政治事實，我說，那些不支持我們的只是少數的極端份子。而任何極端份子的想法都是古怪的。」

摩絲巴荷夫人邀請我在紐約的共和黨募款餐會上，以美服錠為主題發表演講。在雷根政府阻止美國和世界各處墮胎後，共和黨要用我的名字募款，紐約共和黨的選舉人講台，變成贊成可以自由選擇墮胎與否。他們把政治和家庭計畫混在一起讓我不大高興，但我仍因他們立場軟化而感到開心。

黑人族群表態支持

黑人族群的領導者也改變了態度。多年前，許多美國黑人認爲，生育控制和墮胎是讓他們維持少數民族立場的妙法。自從民權領袖金恩（Martin Luther King）之後，這立場就改變了。金恩於一九六六年獲家庭計畫聯盟頒獎，他說桑格女士「發起了一項尊崇較高法律的運動，在人道立場下維護生命」。最需要做的，是使貧窮的單身婦女免於不想要的懷孕。

美服錠出名之後，紐約市長丁金斯（David Dinkins）聯合其他黑人領袖爲它說話。一九九一年年初，他在家庭計畫的演講會上說：「今天，我要向您們宣佈，我要身先士卒，帶領其他市長們爲爭取美服錠在美國使用而努力，讓它能夠進口、試驗和行銷，終而成爲較好、較安全的生育控制法。」

丁金斯不是以黑人領導者的身分說話，而是以國家最大城市的市長身分來表達看法。他匯集全美其他市長的力量，他寫信給沙基茲，請他說服胡梭藥廠人員相信美國態度已經改變：「爲什麼要容許少數人干擾多數，使用律師所說的『激烈質問者的否決』，讓一個激烈質問者毀掉一場爲大衆謀福利的演說？我們不應該在意人數單薄的激烈質問者。」

丁金斯提出在聯邦的層次籌組「風險基金」，來鼓勵藥品公司不怕產品責任訴訟，他也提出願讓紐約市成爲美服錠的行動基地。丁金斯說，美國法律賦與人民自由選擇和自由表達的權利。這個藥丸不只是給法國女人用而已，他對家庭計畫聯盟說：「事實上，世界各地的婦女都有選擇權。」

一九九〇年的選舉顯示，美國國內愈來愈支持墮胎。在內華達州和奧勒岡州，墮胎自由獲得勝利。所有一九九〇年的加州州長候選人，都支持美服錠的試用計畫。

沙基滋的信箱出現了一封信，七十位美國國會議員要求胡梭-烏克拉藥廠，向美國食品藥物管理局申請核准美服錠。信上說：「身爲美國的官員，我們很關心貴公司的革命性新藥美服錠。可能由於目前有關避孕和墮胎上的政治氣氛，而無法給予美國婦女使用。我們保證，經由立法，我們將奮力去除政治或規定上的障礙。」

等待聯邦政府點頭

無疑的，浪潮正逐漸升高。哈佛大學的崔伯在《墮胎：絕對的衝擊》一書的結語是：「美服錠的易於取得，能夠帶來眞正革命性的結果。」如同美國醫學會一樣，他也告誡這個藥品應在美國測試，並使之合法。「到歐洲一趟多簡單，所以，鐵定會有黑市藥品。如果布希總統對抗毒品的戰爭陷入困境，如果禁止不能成功，則禁止美服錠註定會失敗。」這話也許誇張，但它顯示了自由社會仍存在著無法打倒的障礙，實屬荒謬。

有一則新聞讓我相信，那個沈寂已久的藥物，終於穿透美國這個粗硬混亂的社會：哈佛商學院開始把美服錠的上市當成學生的教材。

有了這麼多的支持，有人認爲，也可用其它合法方式讓美服錠進入美國，例如讓某州政府發給執照，而且在該州製造和銷售。如果藥物不越過州界，則美國食品藥物管理局就無權管理。

美國食品藥物管理局也可不用墮胎藥的名目來審核美服錠，而以治療藥物來核准它。如同崔伯指出的，把合法藥物用在其他目的並不違法，以前，第一個生育控制藥丸是用來治療月經異常。事實上，許多婦產科醫師在女人性交三天內開給高劑量的口服避孕藥，以阻止胚胎著床。

我認爲這樣做不妥。如果它要在美國發行，就不應該走後門，應該經過聯邦正式的核准，以它原本的用途，而且在管制和監督下使用，如同在法國一樣。

眼前有好幾種可能性。在美國臨床試驗以後，赫司特藥廠的態度可能變得比較緩和，胡梭-烏克拉藥廠就能向美國食品藥物管理局申請，讓產品的旗幟在美國飄揚。如果不是這樣，胡梭的子公司可以從母公司得到權力，和其它公司聯手來做。

大公司對開發控制生育的產品仍有猶豫，小公司則認爲機會不可失。例如紐澤西州的一家小公司「婦藥」(GynoPharma)，仍然在生產子宮內避孕器，它就有意販售美服錠。婦藥公司的主席麥肯奇 (Roderick Mackenzie) 是這方面的老手，他知道，擁有很多產品的大公司風險很高，但對可靠而擅長婦科藥物行銷的公司而言，則有很大的市場潛力。他說：「避孕藥每年有十億美元的生意可做，如果達爾孔子宮內避孕器這種失敗產品不算的話，三十年來只有十二件訴訟案件敗訴。」

最可行的方法也許是交給一家新的、只賣單項產品的公司。因爲良好的公司結構可以減少責任險、避免討厭的法律訴訟，而且沒有其它產品引起抵制。增投的資本可以抵消初期花費。已有私人企業家提供至少一億美元，讓聯合擁有的公司向食品藥物管理局提出申請，開始製造產品。他們相信可以像在法國一樣成功。一旦上市之後，愈來愈多的婦女能比較美服錠和手術方法的利弊，這樣一來，反對的力量就會消失。當接下來的研究發現美服錠有更多用途，報酬就會更豐富。

全美國內已經有家庭計畫診所的網絡。美國醫學會和醫學院的臨床研究中心支持美服錠，所以醫事人員將不致短缺。

一直到最近，在美國的一項障礙是缺乏前列腺素。胡梭藥廠的政策是，美服錠不能輸入到沒有前列腺素的國家。在歐洲，與美服錠合併使用的前列腺素，都還未得到食品藥物管理局的許可。但有一種合成的前列腺素叫 carboprost，由普強藥廠販售，用來控制產後出血。現在我們曾在法國測試的 misoprostol 已由希爾公司在美國製造及販售，所以這個障礙已能克服。未來假如有更多人是在私人情況下使用美服錠，而非在墮胎診所，那麼關於 misoprostol 是否容易取得的問題，會更加重要。

政治終將向科學讓步

得到雷斯克獎，使這項備受爭議的藥品躍進一大步，也帶給我無上的喜悅。生物學和醫學界的新發現這麼多，所以當受到傑出的同儕肯定時，研究者都會深深感動。

美服錠的爭論也許曾對我不利，而我的得獎也可能會使崇高的雷斯克基金會招人漫罵。如果是個較不負責任的團體，也許會盡量避免這種風暴。所以這個獎顯示，提名我的科學家有勇氣，這讓我倍覺驕傲。

雖然爭取生命權的熱心人士宣稱受到蔑視，但擋不住人道主義科學的潮流。在典禮上，我見到了我素所敬仰的人，十分興奮。瑪利・雷斯克夫人也在場，由於年紀大了，行動顯得僵硬遲緩，但藍色眼睛依然閃亮。醫學界確乎有蒙她鼎力相助。迪貝克（Michael DeBakey）是評審團的主席，也是舉世知名的外科醫師，他致詞時說，這個獎用來肯定研究成果的品質，而且得獎與否完全由科學家決定。

我在十分保密的情況下預先被通知，我不想太驚擾那些我最希望他們參加的人，也就是我的小孩和工作上最親密的夥伴。我擔心他們的得意會影響決定。在典禮數天前，我告訴法國國家衛生及醫學研究院的院長拉薩，他的熱心我終身難忘。他很快就搭機到紐約。

有時我會反省關於得到雷斯克獎這件事，想要更明白，我從哪裡來，要往何處去。許多人都有資格得到這個獎，我想，我爲美服錠奮鬥是評審團給我得獎的因素之一。我的行動受到肯定，是因爲對於該藥的廣大影響有深刻體認的人，認爲應盡快讓該藥能迅速而普遍被應用。

其他榮譽隨之而來。一九九〇年，利伯曼從紐約打電話給我：「坐下來了沒？」他曉得我在辦公室很少坐下來。然後他告訴我，我已以外國人的身分當選爲美國國家科學院院士。朋友爲我高興。我也接受美國成就學院的金盤獎，讓美服錠的能見度更見提高。

我一次又一次向美國大衆提出我的立場。墮胎不是件讓人開心的事，但它是必要的保護措施。我尊敬反墮胎者的良知，而對於那些還未決定該不該懷孕或能不能完成懷孕的女性，當然不應該強求她。不過女人的權利應由法律來界定，不讓人取得藥物性的墮胎方法，也是不道德的，一如反墮胎人士把墮胎定義爲不道德。

美國婦女需要美服錠；美服錠遲早會登陸美國。研究者會改善它，或合成其他作用類似的藥，並找到生育控制以外的用途。也許最後可以用它來對抗一些重大疾病，也或許只能用在目前功效很好的這種用途而已。

身爲科學家，在觀察之後，我曉得什麼是合理的結論。對於美服錠剛出現時的懷疑俱已消失，有關墮胎丸的錯誤觀念也已得到修正。在美國和在其他地方一樣，科學家已經接受美服錠。如同一九六一年我簽證上的障礙突然消失一樣，我確信，美服錠的障礙也會克服。政治終將屈服於科學，也許因爲科學最終會找到眞理。

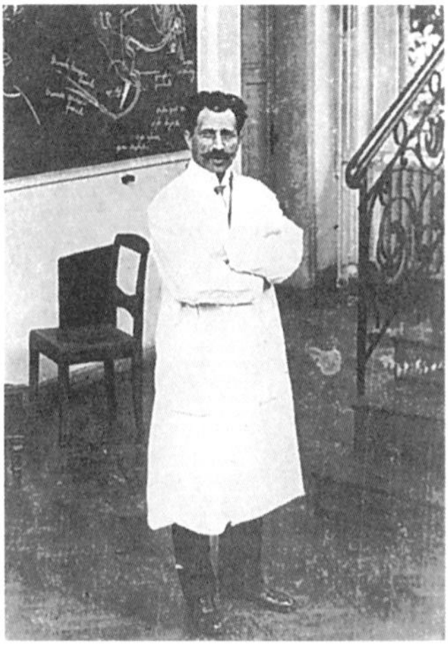

我的父親，里昂・布魯門，他是內科學教授，並在史特拉斯堡一家內科診所當主任。

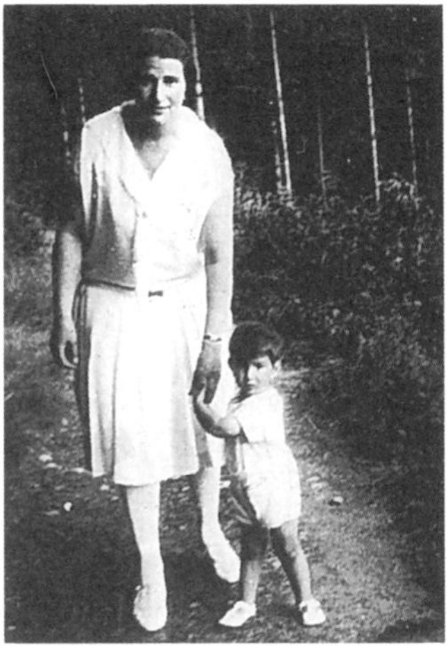

我與母親合影。

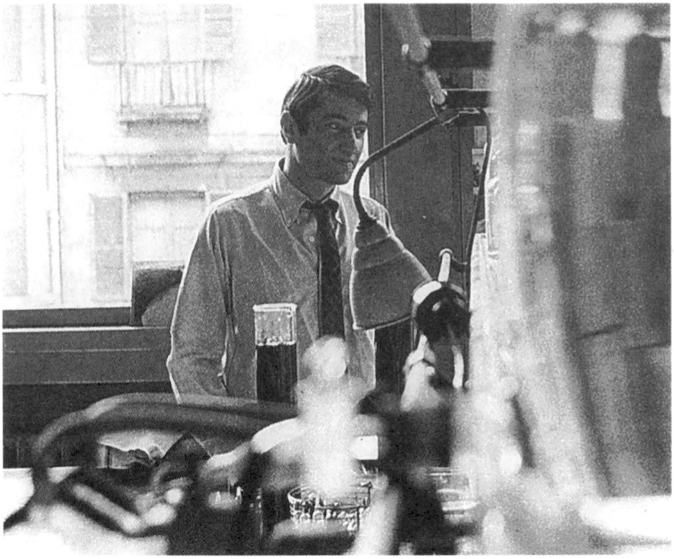

六○年代，我在巴黎教授內科醫學。

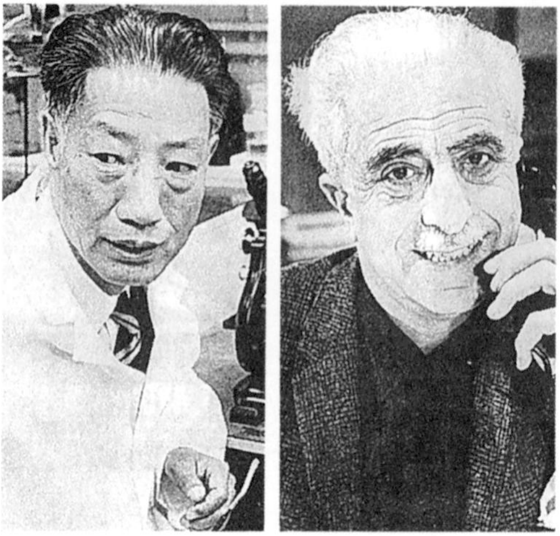

開發口服避孕藥的幾位前輩。
由左至右分別是：
張民覺(譯音)，平卡斯。

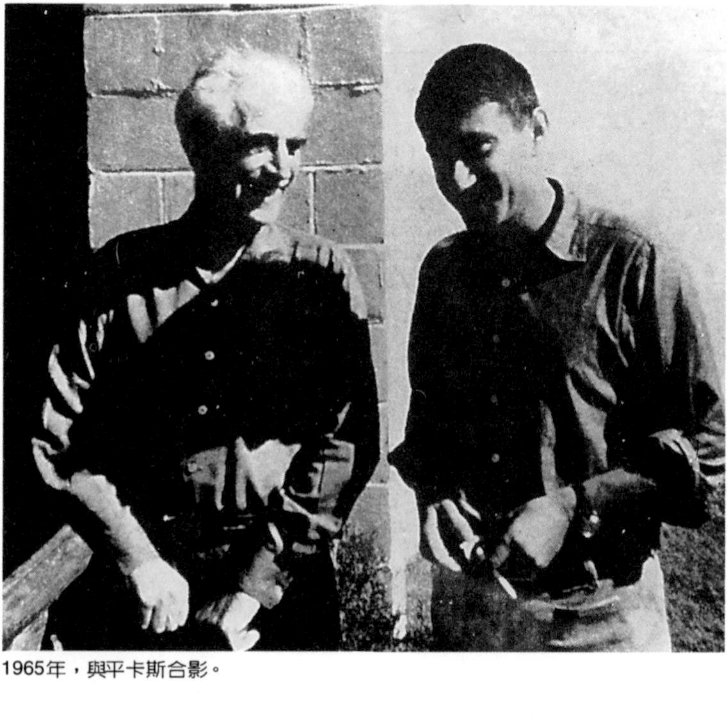

1965年，與平卡斯合影。

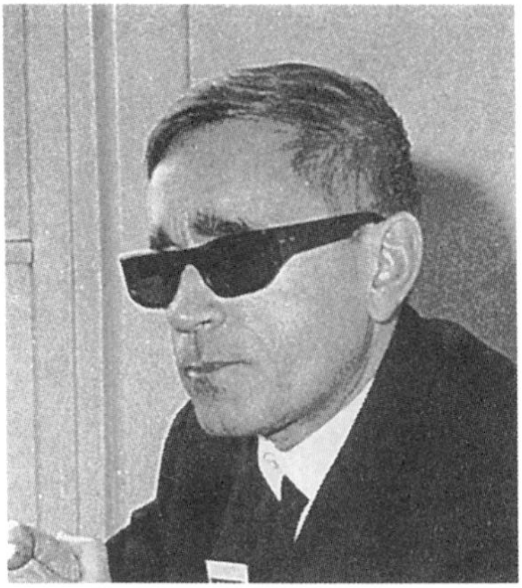

傑爾。

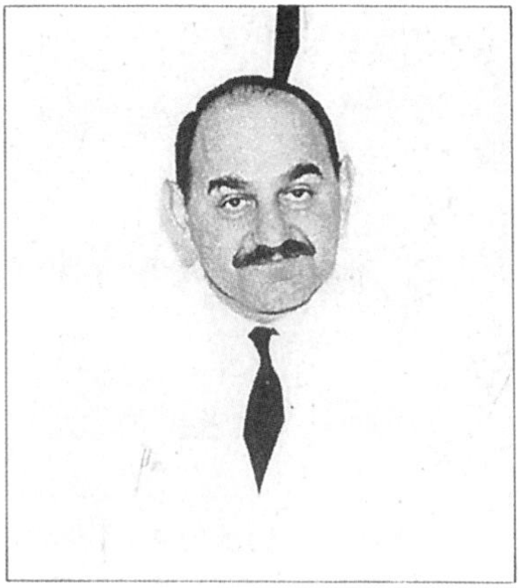

利伯曼。

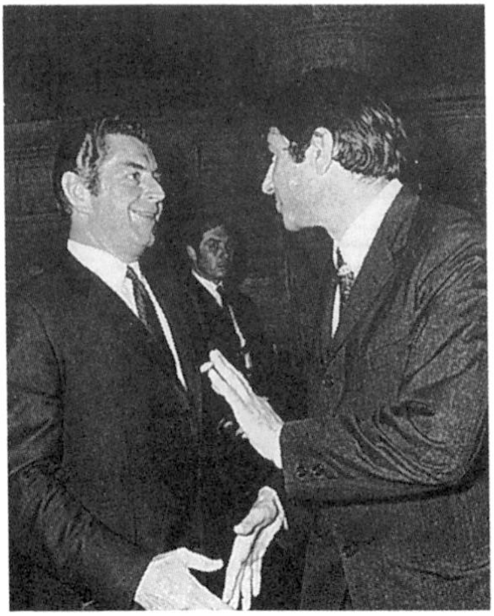

胡梭先生。

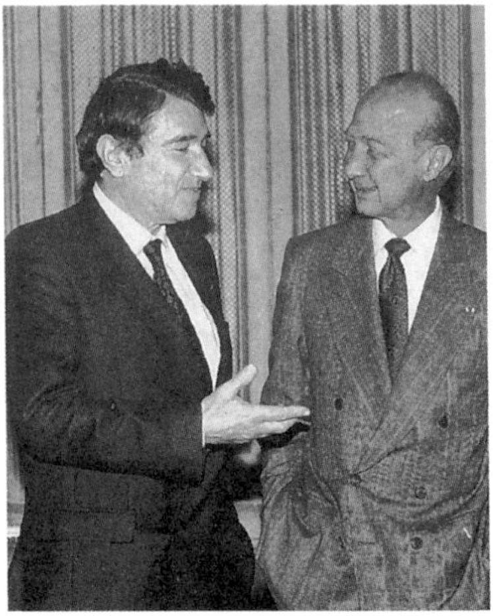

沙基茲。

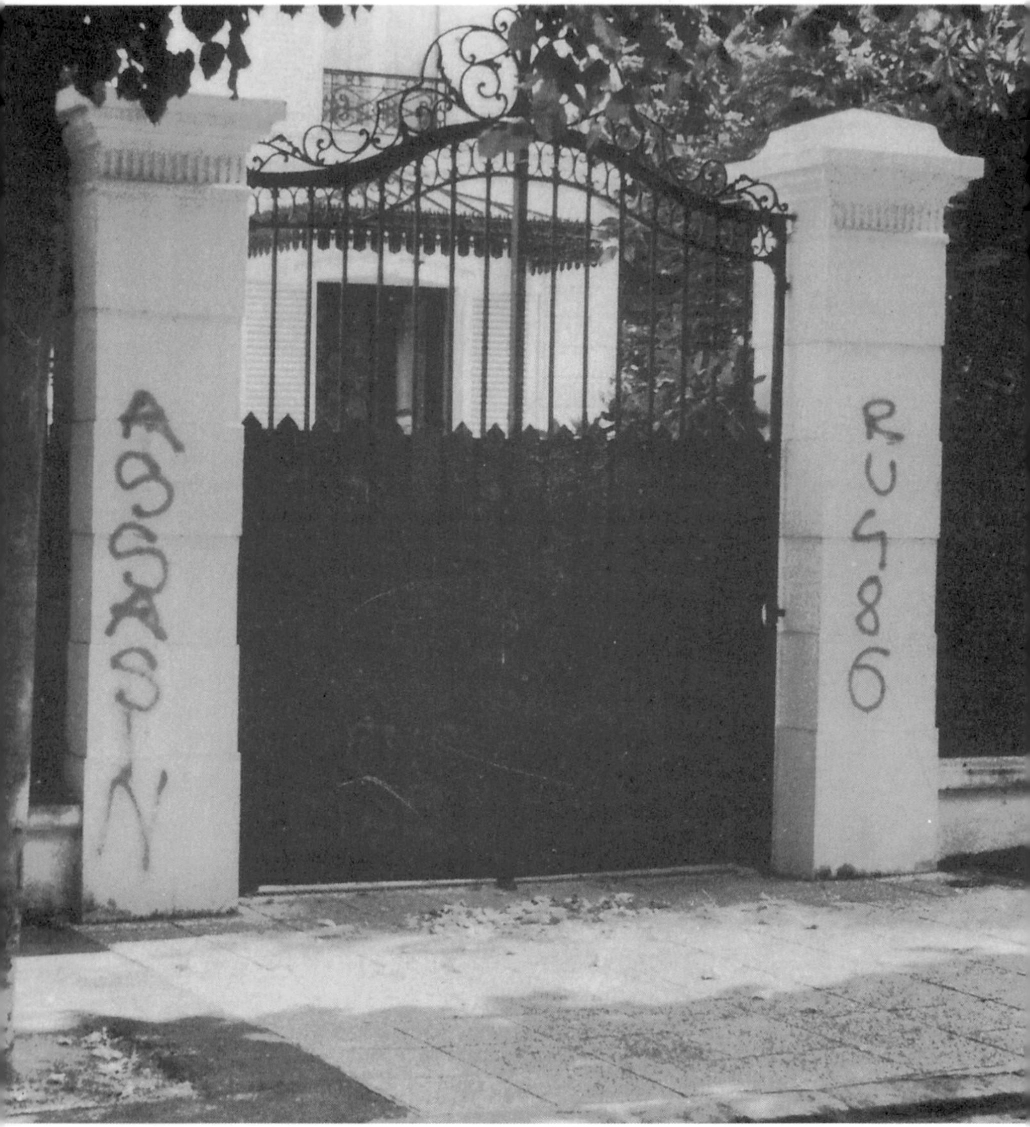

沙基茲在巴黎的家，成為反墮胎人士抗議的場所。

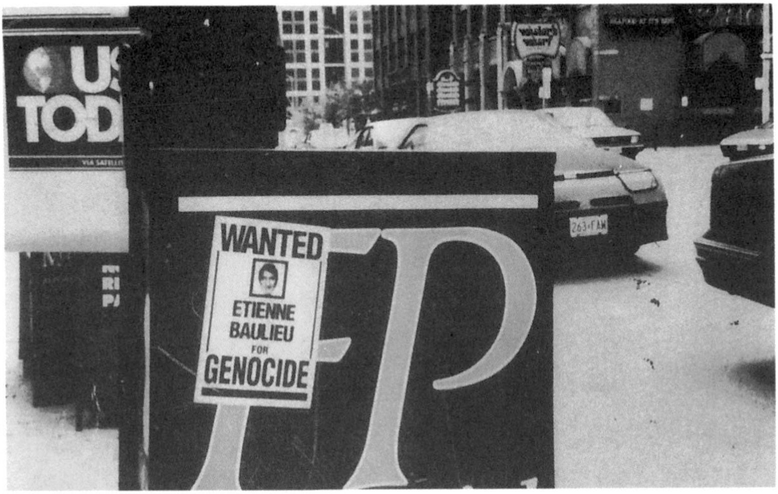
WANTED
ETIENNE
BAULIEU
FOR
GENOCIDE

1991年五月，我到加拿大的多倫多，發表一場有關美服錠的演說，在街頭發現這海報，把我比喻成殺人犯。

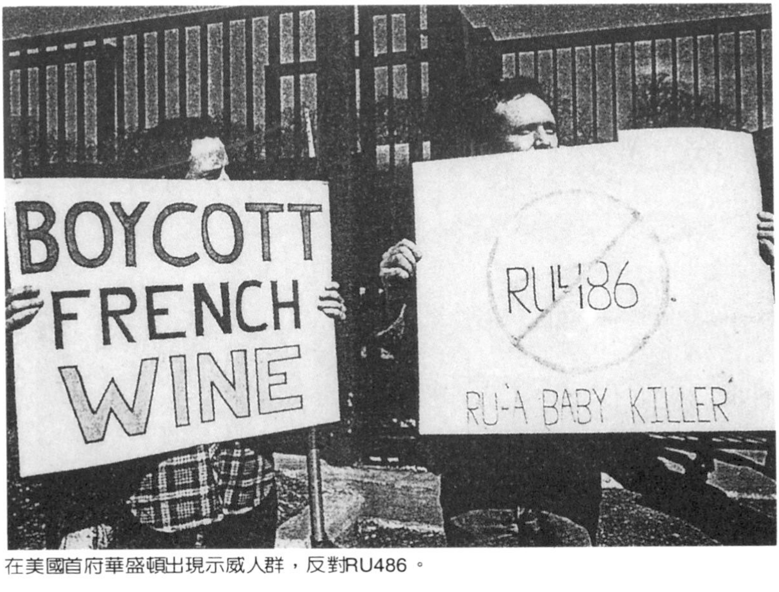
BOYCOTT
FRENCH
WINE
RU486
RU-A BABY KILLER

在美國首府華盛頓出現示威人群，反對RU486。

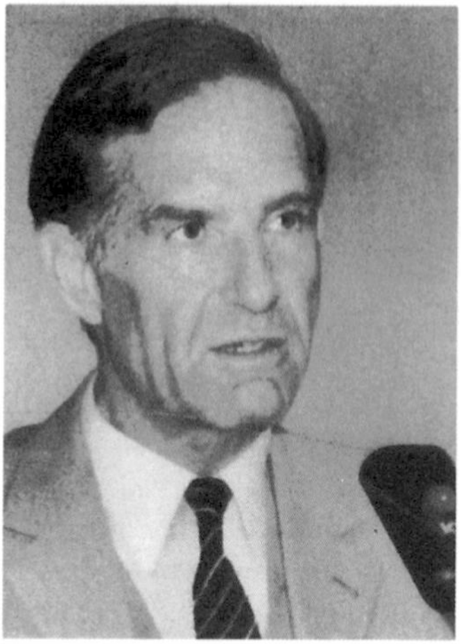

德國赫司特藥廠的總裁，希爾加。

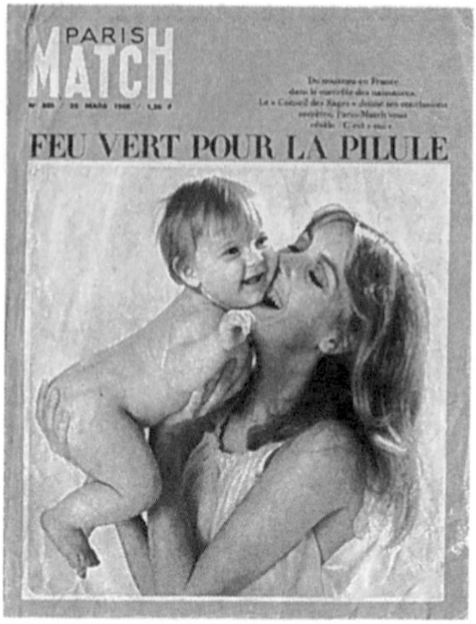

避孕丸在1966年獲法國核准上市。那時，《巴黎婚姻》雜誌的封面寫著：「避孕丸亮起綠燈。」

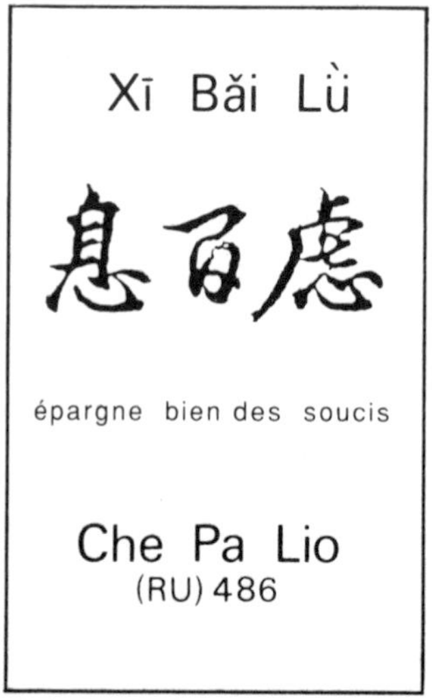
Xī Bǎi Lǜ
息百慮
épargne bien des soucis
Che Pa Lio
(RU) 486

在中國大陸，RU486以「息百慮」之名為商品名稱。

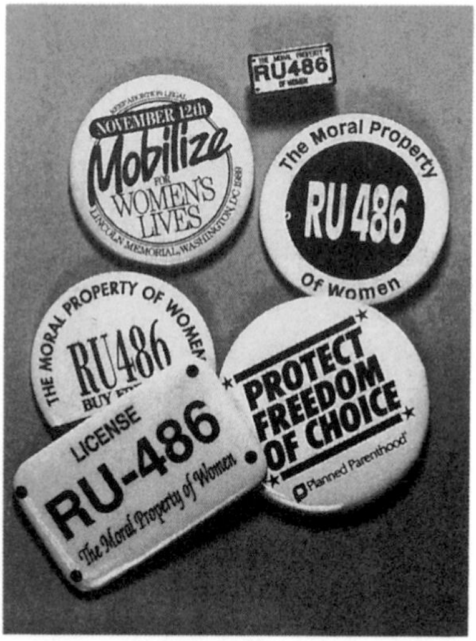

支持RU486的徽章。

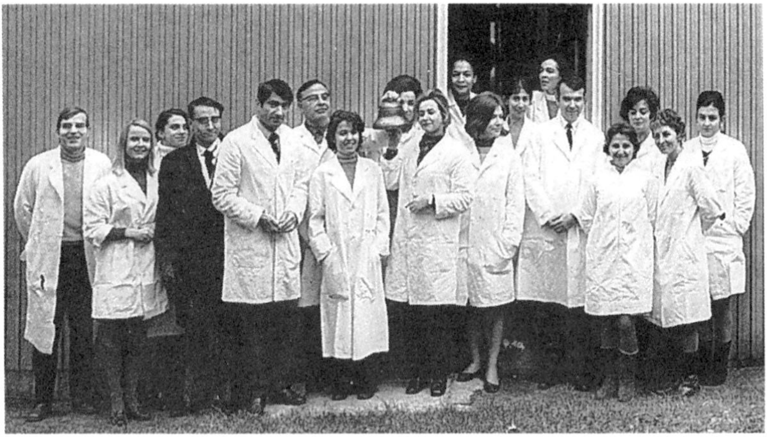

1969年，與法國國家科學與醫學研究院（INSERM）第33研究單位的工作人員合影。我們站在一幢營房似的建築前。這是我們的臨時實驗室，用了一年。

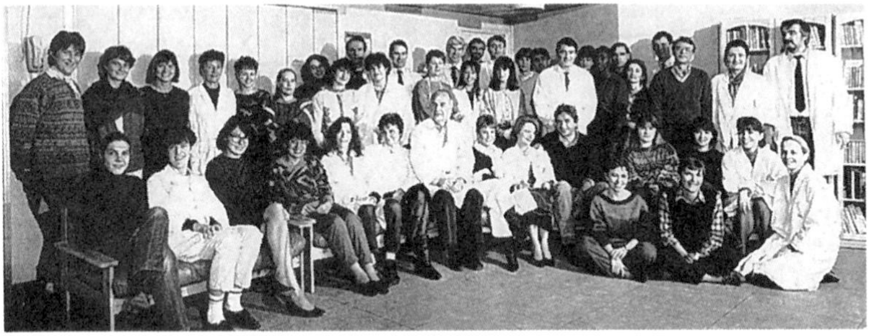

1990年。第33研究單位的工作人員合影。

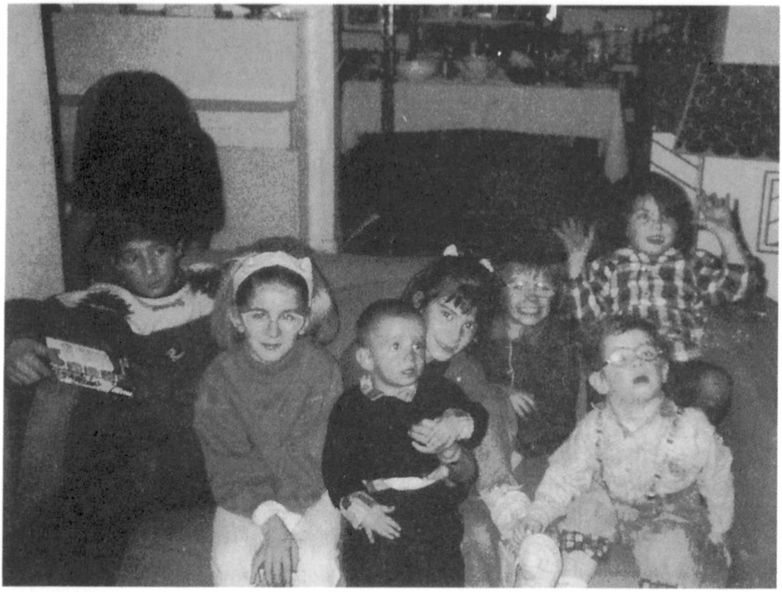

我的七個孫子。

第七章　在一個人口六十億的星球

如果我們能幫助婦女控制家庭的人數，
我們就能改善全球飢餓和人口過多的問題。
現在太常聽到非、亞、拉丁美洲等區域的驚人數目，
我們竟爾漸感麻木，但每個星期增加的數目，
以及生活在數字裡的人，
都和死亡一樣眞實。

在富裕的國家如美國和法國，美服錠是一項墮胎的安全選擇，讓婦女不必蒙受手術的傷害。但在其他國家，可能就有生死之別。不論我們喜不喜歡墮胎這回事兒，在大多數的開發中國家，墮胎數事實上是逐年在增加。每天有四萬個小孩死於飢餓，許多貧窮的母親決定不要生太多。

雖然家庭計畫成功，避孕失敗率在開發中國家卻是高得驚人，婦女極需有效的抗懷孕和安全墮胎的方法來幫忙。在這方面，美服錠扮演重要的角色。

非關政治或道德

在第三世界，美服錠比吸引術或刮除術更安全、更實際、更能被接受，也是較便宜的方法。很明顯的，它也比目前常用的民俗療法進步很多。在很少使用避孕方法的國家，它的角色更多重，可以幫助政府抑制人口爆炸，免得資源不足。

關於富裕的國家是否應限制貧窮國家的人口，科學家最好不要加入辯論，但醫學必須提供選擇。科學家也是情感的動物，我二十年前在加爾各答橋上看到的景象，至今揮之不去。父母有權選擇要擁有一個大家庭，也可以要一個小家庭。

工業國家多年前社會轉型的經驗，現正逐漸在第三世界國家出現。以前，鄉下的父母需要孩子到田裡工作，因此大家庭象徵財富。可是現在，許多父母要讓孩子接受良好的教育，這時孩子少一點會比較好。

國家領導者了解，光只有避孕是不夠的，墮胎議題將如影隨形一段時間。在第三世界的許多國家，禁止墮胎的法律正逐漸改變。如果有人懷疑，使墮胎合法到底能造成什麼影響，就請看看席休瑟古（Nicolae Ceauşescu）治下的羅馬尼亞。

席休瑟古不惜任何代價想增加羅馬尼亞的人口，他不僅禁止避孕，也判墮胎的人死刑。告密者嚴厲監視，看誰犯法。雖然出生率短暫增加，幾年後卻降至最低點。結果孩子沒有增多，反倒是母親的死亡率居全歐洲最高。

這是難忘的教訓。婦女若被迫懷孕，日後很少會成爲好母親。席休瑟古下台以後，我們看到孤兒院可憐的景象：母親不想要的孩子像是生活在牢籠中的動物。更有甚者，羅馬尼亞讓我們凜然見到和他處一樣的事實：懷孕的女人只要想終止懷孕，她總是可以找到辦法。

明令禁止墮胎，不但無法阻止墮胎，只會使墮胎更危險。推翻席休瑟古的人，首先修訂的法律之一就是使墮胎合法化。修法後的六個月，即一九九〇年一月至七月，墮胎造成的死亡率是一九八九年同時期的一半。

在過去二十年當中，全世界有三十六個國家的墮胎法已鬆綁。全世界超過二十億的人口，生活在可以自由選擇墮胎的地區。沒有任何一種社會改變能有這樣的進展幅度。現在最大的問題不是合法不合法，而是如何保障婦女的權利，如何讓她們使用較安全的方法。

在貧窮國家，只有少部分人能在懷孕初期就終止懷孕，而太長的等待常常意謂著就得生下來了。這時，婦女常會選用代替的藥物，反而可能害了她。

在印度，觀念較先進的領袖苦於人口問題幾十年。家庭計畫的推動很活躍，墮胎也是合法的，但每年七百萬次的墮胎中，有六百萬次不在合法的醫療場所進行。外科醫師不夠：百分之八十的印度女性住在鄉下，但鄉下只有百分之七的醫師。德蕾莎修女奉獻自己，幫助窮困、骯髒、生病和死亡的人。但與其用宗教理由來接受這些痛苦，如果能防止痛苦出現，豈不更好？

這不是道德或政治上的抽象問題，事關人命生死。每年也許有一百萬名婦女死於與生育有關的因素，其中二十萬是因爲墮胎，其餘則是在絕望下受苦於懷孕。在這樣一個不想生下孩子卻不得不讓它出生，使得其他生存者痛苦不堪的國家，還要責備墮胎的人說她們不應拿掉新生命，簡直是恐怖而無理的論調。如果母親能讓自己的懷孕相隔兩年以上，便可以減輕五分之一的嬰兒死亡率。

我當年在加爾各答看到的影像，現在幾乎出現在第三世界任何一個城市。在非洲的奈洛比，被丟在街上的孩子長大以後結成幫派，小男孩一能跑步就開始偷皮夾，十多歲就會殺人，而女孩子不到十歲就成了妓女。不過，奈洛比還不是情況最糟的地方。

尚比亞：墮胎最自由的非洲國家

在世界觀察研究院（Worldwatch Institute）出版的《關於墮胎的全球政治》（*The Global Politics of Abortion*）一書中，作者賈克伯森（Jodi Jacobson）詳細探討這問題，討論焦點是尚比亞——非洲墮胎最自由的地區。

在尚比亞，一直到懷孕十二週時墮胎都是合法的，但大部分都超過十二週才墮胎。有些婦女不曉得如何遵循正確的步驟，更多的人想遵循但搞不清楚。

只有在大學教學醫院才能執行墮胎，而且必須有一位專家和另外兩位醫師在載有過去生育和懷孕記錄的表格上簽字同意。醫師必須根據下列三種情況之一來決定同意與否：婦女或胎兒的健康情況，或出於非醫療原因但必須終止懷孕。一九九〇年，只有三位尚比亞的專科醫師有資格簽署這樣的文件，其中一位醫師住在肯亞。

護士兼律師霍特（Renee Holt）研究墮胎的驅勢。以下引自她在一本小冊裡的描述：「大學教學醫院的婦產科醫師沒有足夠時間來應付墮胎。他們每天推掉一半的病人，結果這些人在外面由於墮胎不完全或細菌感染，又再回到醫院。最後，為了救她們的命，反而花更多時間，結果造成惡性循環。」

在任何情形下，都有讓人失望的狀況出現。在尚比亞，如果婦女需要終止懷孕，根本是一場噩夢。在尚比亞的醫院沒有一件事是簡單的，病人甚至必須自己帶被單及肥皂。墮胎的步驟通常是這樣的：

首先，在醫院接受篩檢，有很多人在這時就沒資格墮胎。如果被接受的話就會為她預約。如果她夠幸運，時間可能落在合法手術的時間範圍內。如果她看的醫生剛好反對墮胎，就可能約到下一次門診。同意墮胎的醫生，在為她登記墮胎的時間之前，必須得到其他醫生同意，然後她必須自己找到痲醉科醫師和塡寫手術申請表格。時常，由於病例太多而必須等一段時間再回來——如果還來得及的話。

家庭計劃醫師卡索（Mary Ann Castle），曾經爲文描述一個典型的大學醫院的夜晚：「十位婦女在三間房間的九張病床上，或躺，或坐，或臥……另外五位則躺在連接房間的水泥走道上。還有一些人則在婦產科病房的入口處，或躺或坐……天氣還算溫暖，但在陰暗的水泥房間裡，加上考慮到婦女的身體狀況，還是需要毛毯或棉被。可是她們什麼都沒有。其中許多婦女是因爲不完全的墮胎而來接受治療……大多數人爲了醫師的治療，必須等一、兩個小時……護士常常陪著就地在地板上墮胎的婦女，或是跟她們到長廊末尾唯一的一間廁所。『我們也只能幫她們處理乾淨而已。』每天，用不合法方式誘導產生墮胎的病人中，有十分之三是在水泥地板上完成墮胎，得不到醫療照顧。沒有醫師的處方，護士不可以給病人藥品或止痛劑。

「根據負責的護士說，大半的婦女躺在地板上過夜。由於可能要做搔刮手術，因此不能進食或喝水，結果造成婦女脫水……一旦治療開始，就更需要靜脈點滴……許多人進手術室時需要靜脈注射，有些人因爲害怕感染愛滋病而不肯打針，許多需要輸血的人因爲血源不足而得不到治療。」

這些算是幸運的了，因爲有少部分人由於墮胎不當導致生命危險。在第三世界，母親死亡率比工業國家高八十至一百倍。

痛苦是可以避免的

沒有人知道精確的數目。但世界衛生組織的統計數字顯示，每年至少有五十萬婦女死於與懷孕有關的原因，已知很多是使用尖銳的金屬、木棍或毒藥造成的結果。有些國家的調查顯示死亡率更高。每一名婦女死亡，就有三十位以上的人可能出現終生持續的嚴重健康問題。

許多婦女因為付不起手術墮胎的費用而選擇危險的方法。例如在墨西哥，城市裡可以找到醫生，但必須花費二百一十五至六百六十五美元。他們的月薪一個月大約一百零三美元。

上述的痛苦，幾乎都有方法避免。使用美服錠可能是最有效、最便宜的方法。其它地方的瓶頸是缺少外科醫師和醫院。美服錠可以在門診由非醫師的醫護人員給予，不到百分之五的病例由於排出不完全才需要手術。不完全的排出會導致出血，這時婦女就需要醫生的協助，而其危險程度不會超過真空吸引術。比起由技術生疏的開業醫師使用其它方法墮胎所造成的危害，美服錠的危險輕得多。

就貧窮國家而言，使用美服錠比動手術簡單。在許多地方，它都比較不會讓猶豫的婦女感到害怕。她們會把它當作是比手術更接近自然的方法。在懷孕早期服用美服錠，比墮胎手術不當較不容易留下胎兒組織，這樣可以減少二度感染或出血的機會。

由於前列腺素使用的進步，讓整個墮胎過程變得很簡單，只要為了墮胎來看醫師一次，在胎兒排出以後再做一次追蹤檢查即可。如果服用美服錠以後胎兒沒有排出，但婦女也沒有回來診查，結果可能是會生下小孩，而還沒有證據證明，這樣產下的嬰兒會不正常。

抗助孕酮是在子宮肌作用而不是胚胎，藥物很快會排出體外。在給予藥物時，胎兒器官根本還未發育，所以還不會受傷害。雖然無法在婦女身上做臨床試驗，不過有人在服用美服錠之後沒有墮胎成功，這在英國有三例，法國有二例，她們也沒有接受前列腺素，因為改變主意，決定不要作眞空吸引術，結果生下來的小孩正常。

用動物做實驗後，發現並無大礙。如果故意給予兎子不足量的美服錠，這時不會墮胎，但胚胎會受損。主要是因為兎子的子宮收縮使胚胎頭部畸型，但這是器械性而非生化功能性影響的結果。兎子是唯一子宮收縮較強的哺乳類。老鼠、猴子和其他動物，生出來的小動物都健康正常。

即使在醫療照顧不發達的開發中國家，專科診所也能安全使用美服錠。「開發中」指的是國家發展的程度，而非個人。醫師不管貧富，在哪裡能力應該都一樣。

不過，多少還是會有一些危險性；懷孕本身就有危險，生活也是一種危險。但與目前大多數國家想要墮胎的婦女所面對的危險相比，美服錠的危險十分輕微。

也不能太強調用美服錠墮胎的難處。反對美服錠的人，想要將它踢出已開發國家，所持的理由是它使得墮胎太容易，會鼓勵婦女仿效；而對開發中國家就說它太難了，醫療機構無法處理。這兩種極端都不能反映眞實。

最強力擁護美服錠的人，是親眼目睹了其效果的第三世界專家。每個人自有道德倫理和情感上的判斷，可是一般人並不了解醫學。在開發中國家做美服錠臨床試驗的醫師和科學研究者，事實上都同意此藥的前瞻性。

印度馬哈拉斯特拉州的KEM醫院院長哥亞基（Banoo Coyagi）醫師發現，美服錠比手術墮胎容易被人接受，在門診也容易使用。哥亞基在《人民》（*People*）這份國際家庭計劃聯盟的雜誌上寫道：「對開發中國家大大有用，其範疇無限。」

一九八九年末，當「英國生育控制信託」開會時，擔任演講者之一的巴澤拉托（Jose Barzelatto），乃是智利的內分泌學家。他繼凱斯勒之後，擔任世界衛生組織人類生育計劃的主席，到一九八九年六月才卸任。他監督十三個國家的醫生，對三千位婦女進行有關美服錠的研究。後來他參加福特基金會，擔任人口及生育健康的資深顧問。

巴澤拉托說，許多國家「受過訓練的人力有限，醫療品質不良」，這使得美服錠非常有價值。因為這藥不僅保證比現行方法安全，而且可以簡化求助的手續。他希望「當更多人知道這個方法後，早期來看醫師的婦女就會增加」。

巴澤拉托說，在孟加拉，醫師不願用真空吸引術為婦女做月經規則術，乃是因為時間太遲了。但有一些人則來得太早，必須等待最好的治療時機——這使婦女困惑，不知何時為最好時機。美服錠可以提供早期的照顧，並減少診所的負擔。

巴澤拉托認為，關於第三世界的統計數字，很少反映醫療的真正品質，需要做第二次吸引或其他治療的數目，常被估低了。由於儀器重覆使用，所以感染很常見。而結紮也常做得不完全。他說：「愛滋病這個妖怪，大敲東南亞的大門，引起大家的注意。藥物墮胎可以減少這種併發症。」

巴澤拉托加了一個重要的但書：「在做進一步的決定時要小心，必須有清楚的比較研究，這樣每一個國家才能判斷，是不是對他們好。」但他有個響亮的結論，那就是法國衛生部長耶文的主張：美服錠是女人的道德財產。

他說：「除了嚴格的醫學考量外，大部分的婦女不能像法國女性一樣，使用不具侵犯性且較隱私的方法來墮胎，這樣公平嗎？」

在統計數字之外，婦女的幸福也是一大重點。但由於整個世界把焦點集中於像愛滋病這種比較戲劇性的問題，而容易忽略較大的危機。一九九〇年代，每年死於粗糙墮胎方法的婦女，其數目遠超過因愛滋病而死的人數，但愛滋病比較引人注意。一九九〇年代，五百萬至一千萬的人死於愛滋病，這是世界人口一個月的增加量。

死亡比數字眞實

如果我們能幫助婦女控制家庭的人數，我們就能改善全球飢餓和人口過多的問題。現在我們太常聽到非、亞、拉丁美洲等區域的驚人數目，竟爾漸不感震驚。但每個星期增加的數目，以及生活在數字裡的人，都和死亡一樣眞實。

一九八四年，全世界看到了悲慘的新聞報導，發起了幫助衣索匹亞的運動。後來年年發生饑荒，但我們很少再注意。一九九〇年末，根據聯合國世界糧食計劃會的估計，撒哈拉以南的非洲與地區，一九九一年對於食物的需要將會超過一九八四年——那一年，我們誓言消除非洲饑荒。

在那片絕望的陸塊，百分之八十的食物由婦女生產和販售。一位迦納的企業家暨婦女世界銀行的協同創辦人歐克路（Esther Ocloo），獲頒一九九〇年「飢餓計劃非洲獎」時說：「我敢保證，如果能爲女性農夫創造適當的環境和動機，也解決了她們面臨的問題，就有辦法終止饑荒。」她所謂的適當環境，是指能夠免於「不想要的懷孕」。

人口統計數字變化得相當快速。過去婦女比男人早死，不是死於生產，就是由於照顧大家庭而生病。現在，富裕國家的婦女壽命比男人多八歲，但在大多數的第三世界國家不是這樣。女人常常不到時候就去世，留下一個先生照顧不來的大家庭。

我一九六〇年代中期參與世界衛生組織的人口生育委員會，彼時世界人口爲三十五億，一年增加七千萬。今天世界人口五十三億，每年增加九千萬，意即每年世界增加的人口相當於一個墨西哥。根據現在的速度，墨西哥的人口於公元二〇五〇年將是六億人，爲美國現在人口的兩倍。

今天出生的人，在他四十歲之前，所生活的世界，人口變成現在人口的兩倍。

孟加拉在生育控制上有進步，但在達到穩定之前，人口會增加兩倍，相當於美國的人口，而其面積不比美國的威斯康辛州大，且資源更少。印度現有八億三千萬人口，人口年增率相當於荷蘭的人口。

以百分比算，世界人口增加的速度稍稍減慢，從百分之二變成百分之一點八。但每四天，出生比死亡多一百萬。如果自一九四五年八月六日起，就算每天掉下一顆相當於落在廣島的原子彈，世界人口仍會成長。

不過，即使只做普通的努力也會有影響。世界資源研究院（World Resource Institute）的瑪秀（Jessica Mathews）做了一個簡單的算術：「今天，年輕婦女生三個小孩，而不是像她媽媽生六個小孩，所以她以後有二十七個曾孫，而她母親有二百一十六個曾孫。」

回溯一九六五年，大衛・拜爾德的父親，已故的爵士拜爾德（Sir Dugald Baird），當時是蘇格蘭亞伯汀大學的婦產科欽定講座教授，寫了一篇劃時代的論文，叫做《第五種自由》。他列出一九四〇年代美國羅斯福總統提出的四種基本人權：言論與信仰的自由、免於匱乏的自由、免於恐懼的自由，然後加上「免於過度生育之虐的自由」。

一九九〇年，英國的《刺絡針》雜誌述及拜爾德爵士的大膽主張：「未來二十五年的挑戰，在於維持全球人口的穩定。爲了達到二十一世紀的低或中人口計劃，在二〇〇〇年時，必須全球都能得到家庭計劃服務，使用一九九〇年代的近代避孕法的夫婦數目也必須加倍。對於哺乳、避孕藥的分配、自發性手術避孕、墮胎、管理等，都需要實際的政策，也需要更多的人力或財政資源。」

這份雜誌結論道：「如果沒有不想要的懷孕，世界人口將維持在八十億以下。若家庭計劃沒有進一步改善，人口將增加到一百四十億，這是很重要的抉擇。」差別是，在幾代之內增加的六十億人口，比今天的世界總人口還多。萬事莫若此事重要。

一九九一年，聯合國專家把他們的人口計劃往上調升。根據新的估計，世界人口於二〇〇一年可能達到六十四億，於二〇五〇年增加到一百億。

這個可怕的數目會由於都市化而更惡化。到公元二〇一〇年，地球上一半的人口住在大城市，這兒有討厭的貧民窟、犯罪、污染和疾病。一九五〇年時，全球有十個城市的居民超過五百萬，現在則有三十五個，而有六個是超過一千五百萬。許多城市由於愈來愈骯髒，可能會發生疫病和饑荒。最貧窮的非洲，於二〇二五年人口將有北美的三倍人口。

眞正的道德需要行動

如果說道德是家庭計劃的議題，則道德需要行動。光是在理論上道德，卻不改變觀念，這是不夠的。政治在此不是問題。

雷根政府於一九八四年在外援墨西哥的政策上嚴重退縮，不肯援助任何涉及墮胎的機構或計劃，即使他們有關墮胎的事務本來就不由美國資助。這樣一來，所造成的影響甚具破壞性，許多國際機構不得不放棄墮胎的工作。六年後的一九九〇年，美國爭取墮胎權的人在法庭上輸掉一個案子，無法使政策改變。在孟加拉，有些政府的醫院爲了怕失掉美國的援助，於是不協助想要墮胎的婦女，以致危及她們的生命。

無論政治人物和道德人士如何劃清界線，墮胎仍然是家庭計劃的重點。在拉丁美洲，大約四分之一的生育控制是誘導墮胎，如同賈克伯森的結論：「避孕藥可以減少墮胎，但無法將之消除。墮胎是避孕失敗時的輔助處理。」

漸漸的，抗懷孕（也就是在傳統的避孕和墮胎間的處理）的角色會增強。美服錠將變得很重要，可以做爲避孕失敗時的輔助方法。

《刺絡針》的編者言，乃根據波茲和羅森費爾德（Allan Rosenfield）的文章〈重讀第五自由〉。波茲是家庭計劃醫師，而羅森費德是哥倫比亞大學公共衛生學校校長。

作者也提到：「凡是不願見到每年一千萬次墮胎的國家，應該聯合起來，經由增加家庭計劃服務的投資，以及支持避孕研究，來明顯減少墮胎數目。不這樣改變，可能一九九〇年代會比歷史上其他時期出現更多合法和不合法的墮胎。不管募款情形如何，無疑的，若全球都能取得安全的墮胎方法，一九九〇年代就能拯救百萬婦女的生命。」

解決這些問題的確需要很多錢，根據聯合國估計，在第三世界要做到有效的生育控制，所需經費相當於工業國家每位公民每年出一美元。

美服錠在第三世界的地位仍待確定，許多障礙有待克服。

依照胡梭-烏克拉的現行出口政策，開發中國家不能直接向他們買美服錠成品，也不能取得合成製造的許可。唯有把行銷網納入嚴格控管，並且擁有經營良善的診所的工業國家，胡梭才會考慮出售美服錠。

相對於胡梭-烏克拉的謹慎做法，聯合國的世界衛生組織對於任何正式提出申請且符合資格的國家，都會確保它能得到藥。世界衛生組織在一九九〇年幫助中國，就是重要先例。但世界衛生組織到底有多熱心推動美服錠，還得再觀察；而美國政府究竟有多反對世界衛生組織對於美服錠的支持，也不清楚。聯合國官員私下承認，不願意得罪保守的美國當局。

有些專家擔心，在偏遠地區由於婦女不易回診所做追蹤，故使用美服錠有其危險。這是對美服錠的使用缺乏經驗才會有此一慮。現仍需要說服對此存疑的專業人員。

事實上，美服錠本身不具危險性，反而會改善目前開發中國家與懷孕有關的慘況。眞正的問題是，懷孕這件事對婦女的健康本來就有危險，因此任何併發症都可能會被誤以爲是美服錠所致，而讓謠言更盛。

西雅圖的健康恰當科技計劃（PATH）是一個非營利的民間團體，資助私人的研究計劃，以設計出把美服錠引至第三世界的方式。這個團體的專家刻正檢驗偏遠地區病人使用美服錠時可能出現的危險。

其他障礙更大，反映出一般人對於第三世界地區生育控制問題的態度。

約翰．卡德威（John Caldwell）和派特．卡德威（Pat Caldwell）是澳洲籍的優秀人口統計學者。他們發現，能有效使用控制生育方法的亞洲婦女人數爲非洲婦女的六倍。他們在《科學美國》雜誌上寫道：「（非洲次撒哈拉地區）並不會比較傳統、原始或落後；它只是很不同，而這種差異有深遠的涵義。」

出於社會、文化和經濟的理由，讓非洲男人傾向於擁有大家庭，通常有多位妻子，而且非洲女人也喜歡當媽媽。但卡德威表示，已有改變的跡象。在一九七四年於羅馬尼亞首都布加勒斯特（Bucharest）的世界人口會議上，非洲人深深懷疑家庭計劃的構想，只有肯亞和迦納參加。十年後，在一九八四年墨西哥市的會議，幾乎所有政府都支持這個觀念。奈及利亞的人口此時已佔非洲大陸的四分之一，急於限制每個家庭最多只能有四個小孩。

在拉丁美洲，天主教教會的傳統影響力仍然很大。在許多地方，墮胎是不合法的，而鼓勵墮胎的方法也維持不了多久。但教會內部的運動還是讓人可以樂觀以待。姑且不論宗教教義如何，愈來愈多的神父看到，教會的工作成果不錯，但教廷的嚴厲教條造成某些痛苦，兩者間出現衝突。就像我們大多數人一樣，他們看到太多雙又窮又餓小孩的眼睛。

新教教會在拉丁美洲的影響力愈來愈大，也使得大衆的氣氛較自由，例如自一九三一年起，基督教會聯合委員會抱持以自由和知識爲基礎的「新道德觀」。

爲了全球的未來

美服錠未來在每一個國家的發展，全看該國政府如何面對自己國內醫學專業人士的建言。在專制的政府，只要下一個命令就可以將藥引進。若是民主國家，需要經過辯論才能決定，就算本意良善，也必須先穿過公民事務系統的重重屏障才能發揮效果。

耐心太奢侈，我們付不起。我二十年前首次向當時印度總理甘地夫人提到避孕丸，她說她要一個印度丸。一九八三年，她以總理身分要求引進美服錠。隔年，她被暗殺，美服錠在印度的命運懸在半空中。當局要這個藥，但紙上作業卡住不動。一位早期的支持者辛哥拉尼繼續熱心推動。但印度現仍只是零星的臨床試驗而已。

別再猶豫了。現況已夠不幸，而還在惡化。光是出於人道關懷就足以伸出援手，不過，第三世界的壓力也會影響較富裕的國家。資源分配不公平，加上缺乏人口生態學的知識，威脅著地球的未來。人類爲了食物和燃料而破壞土地，雨林逐日消失，沙漠漸漸擴大。人民的絕望導致政治變動。我們很清楚，動亂是有辦法越過國界的。

世界人口必須穩定在一百億以下，否則後果不堪設想。聯合國的環球人權宣言保證，「每個人有權享受最高標準的身心健康」，還說「每個人得享受科學進展及其應用所帶來的好處」。不分貧富。

美服錠應和其他維護母體健康及生育控制的工具一起使用，並將之納入教育婦女的工作計劃中，教導女人，她們可以擁有新選擇。在非洲應做到像卡德威建議的，完整全面的家庭計劃和解決迫切問題的計劃併行，以阻止愛滋病的擴散。

沒有時間了。卡德威說的好：「這是近代國際援助工作最大的挑戰，如果我們做不好，後代子孫將不會原諒我們這一代。」

第八章

不一樣的未來

人性不會因太多的科學而受傷，
反而會由於未能及時理解科學爲我們所開展的世界而蒙害。
而科學還會持續爲我們揭露世界的奧祕。
但科學提供的是眞理——
未來，社會必須從科學的眞理中獲益。

美服錠自從以「墮胎丸」之俗名進入世界之後，似乎就如同我們一開始的期待：它是很好的生育控制工具，也能治療嚴重的疾病。我們仍然在探索它的潛力。不論接下來會發現什麼用處，美服錠這個第二代的避孕丸，都已能爲我們帶來不一樣的未來。

自從我們第一次的結果發表之後，不同領域的專家已看到這種抗助孕酮和抗皮質類固醇藥物的前景。這是醫學上令人振奮的一刻。每一個新的發現都會爲其他人開啓一條路；每一個發現者會爲其他人在拼圖上多拼出幾塊，一如這位發現者曾由別人的發現獲益。

我主要的興趣在於研究美服錠，以幫助女性掌握自身的生育。在我看來，能不能出現一個不一樣的未來，是與每一位婦女是否能決定自己何時想要一個小孩，以及要不要一個小孩有密切關係的。

美服錠能治療其他疾病

同時，美服錠的實驗在不同的病理領域上帶來驚人的結果，以及模糊和尙待證實的希望。抗荷爾蒙能對抗任何相關的活性。短期使用美服錠能終止懷孕；長期使用數星期或數月，可能會影響不少疾病。

例如子宮內膜異位。這個疾病影響百分之十的婦女人口，但我們對它所知有限，它也很難治療。這種病是由於子宮內膜過度生長，以致月經來時疼痛和過度出血，常伴隨不能生育。

維吉尼亞瓊斯基金會實驗室的何金，利用美服錠來治療有相同問題的猴子。他發現美服錠有抗動情素的效果，這很奇怪，因爲它並沒有和動情素受器結合。第二種結果是黃體促素下降，這可以讓卵巢得到休息。這些效果改善了猴子的病情。

在聖地牙哥，一位傑出的內分泌學家山姆爾・嚴（Samuel Yen），負責主持美服錠的應用研究。他發現，把它用在子宮內膜異位的病人，可以得到令人振奮的結果，這方面的研究仍在進行中。他也發現它可以讓子宮纖維瘤變小。子宮纖維瘤通常發生在三十至四十歲的女性身上，也是子宮切除的主要原因之一。

腦膜瘤一直困擾著醫師。腦膜瘤是良性的，但可以長得很大，使腦壓增高，可能因此致命。有些是無法開刀的，而手術去除腫瘤時，常會傷害到大腦。腦膜瘤常常富含大量的助孕酮受器，初步的結果顯示，美服錠有時可以使腦膜瘤停止生長。

庫欣氏症是由於過量的腎上腺皮質醇所造成的，常起因於腎上腺腫瘤，或因腦垂腺瘤對腎上腺過分刺激所致。荷爾蒙過量時，會產生高血壓和血管脆弱，由於容易出血，因此妨礙手術。美國國家衛生研究院的科學家發現，大量的美服錠能夠對抗皮質醇的作用，使手術比較容易進行——被咒罵爲「死亡藥丸」的藥物可以救命，此乃一例。

美服錠的抗糖皮質類固醇作用，可以治療壓力疾病、某些憂鬱症和某些高血壓病例，或一些老化的問題，也可以增強身體的免疫系統。科學家正在研究它對於從肥胖到老人痴呆症等疾病的效果。

在研究上，必須想辦法克服身體本身的調節機轉，這樣在長期使用時才能得到抗糖皮質類固醇的效果：因爲身體會分泌較多的皮質類固醇，來平衡口服給予的美服錠的作用。但若局部使用，身體就不會出現這種現象。初步的局部治療臨床試驗結果令人振奮。

少量的局部直接應用，可能可以使嚴重燙傷的恢復速度加快，創口較易癒合。法國正對此做研究，但局部使用美服錠來治療青光眼仍無結論。

最戲劇性的可能用途是治療乳癌。光在美國，每年就有四萬三千位婦女因乳癌喪命，其中不少人的癌細胞有助孕酮受器。在一九八〇年代，與我同事多年的羅徹福證明，美服錠能抑止他在蒙特佩利爾實驗室培養的癌細胞的生長。

胡梭-烏克拉同意，在三十多位有嚴重轉移乳癌的病人身上進行臨床試驗，特別是那些對tamoxifen（一種抗動情素）沒有反應的人。這項實驗在法國和荷蘭進行，大約四分之一的病例對美服錠反應良好。胡梭-烏克拉願意資助法國、美國國家衛生研究院的癌症研究學會和加拿大的聯合研究。

雖然美服錠在墮胎使用上有爭議，胡梭-烏克拉仍然支持有關此藥在墮胎和其他領域的研究。若欲長期使用，必須密切觀察此藥可能的毒性和副作用。醫學研究是很花錢的，所以必須依照研究所可能得到的收穫來衡量花費。

美服錠廣爲使用後獲得的經驗很有用，因爲它顯示在使用上安全無慮，所以可以直接在乳癌病人身上做臨床試驗。

用於治療性墮胎

在治療性的墮胎方面，美服錠是重要的角色。如果婦女有瘤，或她懷了畸型兒，醫師可以建議她終止懷孕。由於懷孕中一直有助孕酮分泌，在懷孕中期和懷孕末期就和懷孕初期一樣，有治療效果。

由於懷孕時助孕酮的分泌愈來愈多，因此在治療性墮胎必須使用較高的劑量。迄今爲止，利用前列腺素或子宮搔刮術所做的懷孕中期墮胎，可以加上美服錠來輔助。我們利用上述方法所處理的第一個病例，就是懷孕六個月左右死亡但沒有排出的胎兒。

美服錠也曾用於因子宮頸太緊而造成懷孕時間太長的病人。我們使用時很小心，避免讓胎兒受到傷害。雖然這個藥很快被母體排出，它還是會從母體傳到胎兒。而何金實驗室的動物實驗顯示沒有危險性，在數年的觀察中，沒有發現對後代有任何毒性或造成殘廢。

一九九一年初，一群法國婦產科醫師在《刺絡針》雜誌上發表研究結果表示，他們在六十二位需要誘導生產的婦女做實驗，一半使用美服錠，一半使用寬心丸。結果發現，美服錠大大有助於催產素誘導的墮胎，讓許多婦女不必剖腹生產。沒有副作用出現。

美服錠在延遲生產的治療性用途如何，仍在實驗階段，並沒有發現對母親或胎兒有任何傷害。但研究者仍在調整劑量，並嘗試和其他藥物合併使用。就醫學需要而言，美服錠是有價值的工具，但我不建議爲了父母或醫師的方便，使用它來加速生產過程。

所有避孕方法的有效救援

在美服錠的醫療價值中，防止懷孕佔第一位。除了現在已知的功用之外，它也很可能在著床前干擾合子，或甚至避免排卵。婦女可能可以不必每天吃避孕丸，或使用子宮帽或子宮內避孕器，或月經延遲時使用吸引術，只要偶爾使用美服錠即可。

這並不是要取代其他方法，只是爲了提供更多的選擇而已。如果我們想要有如同桑格女士半世紀前所預期的明亮未來，就必須讓婦女能控制她們自己的身體，父母可以決定自己家庭要有多少人，孩子能誕生於期待他們出世的母親懷裡。世界人口方能維持穩定。

今日，控制生育最有效的方法是結紮。這個方法有明顯的優點，它一勞永逸，也不影響荷爾蒙。輸精管結紮與閹割一點關係都沒有，閹割是把製造荷爾蒙的睪丸去除。在女人，輸卵管結紮阻斷精子與卵子會合，其他則完全正常。結紮適用於已經建立家庭的父母親，最好超過三十五歲。但今日人類的生育力已有改變，婦女五十歲之前仍可以有小孩，而男人的生育力更長。

除了禁慾以外，最古老的控制生育方法是戴保險套。這方法至少要回溯到義大利外科醫師法洛皮歐（Gabriele Fallopio），他在一五六三年讓亞麻做的保險套風行起來。當時，這方法主要是爲了預防梅毒，現在仍然對於預防性病有很大價值。較新的方法例如子宮帽，有其缺點，必須在每次性交前放入。

殺精劑也是類似情況，經由化學反應發生作用，必須在性交前使用，而失敗率也高。

子宮內避孕器有若干結紮的優點：它總是在那兒，而身體各項功能正常，但合子不會著床。子宮內避孕器無法防止精子進入子宮，但子宮內的反應可以阻止受精與著床，因此它是雙重抗懷孕物。

至於達爾孔子宮內避孕器，儘管以前出過事，給人壞印象，但是它的新設計有效又便宜。不過也有缺點：沒有生過小孩的年輕婦女不能使用；有人覺得它疼痛或擾人；總是有一點感染的危險性；子宮外孕的機會稍高。

研究者正在研究生物性的子宮內避孕器，一種抗懷孕的疫苗。目前所知的進展是，可以用中和人類絨毛膜性促素的方法來做。這種人類絨毛膜性促素是一種荷爾蒙，在子宮著床後釋放出來，可以促使黃體素製造較多的助孕酮。若缺乏助孕酮，剛著床的胚胎會掉落。如果這個中和人類絨毛膜性促素的方法奏效，它的功效就相當於在著床時服用美服錠。

口服避孕藥仍是常用的方法。根據平卡斯第一代避孕丸的原理發展出很多種藥物，在六千萬位使用避孕丸的婦女中，有百分之九十九不會有不想要的懷孕，但有人常常忘了服藥，或因某些醫療上的原因而暫時停藥，或不曉得要連續服用二十一天。在某些國家，失敗率高達百分之十。

醫生們多半表示，由於口服避孕藥讓婦女不會有不想要的懷孕，於是大大提高了婦女的健康狀況。但有些醫生說，經常性服用荷爾蒙，說不定會對身體有害。而到底避孕藥是否會使罹患乳癌的機會增加，這老問題始終未有解答，年輕一代又提出新的疑問：動情素被認爲與某些新陳代謝的問題有關。此外，有些婦女服用避孕藥後會覺得噁心或脹氣。

較低劑量的口服避孕藥丸十分普遍，但效果較差。不過，雖說它抑制排卵的效果不盡理想，可是由於干擾子宮內膜的週期性變化，因此胚胎無法著床。不含動情素的合成助孕素於一九七〇年代廣被使用，現在已被植入或注射入體內，可以長期維持避孕作用。

雖然狄波（合成的助孕素）注射劑在美國仍然禁止使用，但在其他地區，已有上百萬婦女使用過。不過，美國於一九九〇年末核准使用諾普蘭，這是把許多小管子組成的東西注射入手臂，可以隨時拿掉，但一旦放好，常常會被遺忘。它的缺點是，持續供應助孕素可能造成間歇性子宮出血。

美服錠是所有避孕方法的有效救援，對於只需偶爾保護的婦女而言，它有明顯的優點。有了美服錠，婦女能等待是否需要做生育控制，若不需要，她就不需吸收不必要的荷爾蒙，也不必使用器械式的方法。如果有懷孕的危險，特別是如果月經晚來，可以服用藥丸。這相當於一種藥物性的月經規則術，但不必使用眞空吸引。這樣做的失敗率頗低，不過還是比在懷孕七或八週前做眞空吸引來得高。這時使用美服錠特別有效。

健康的年輕女性在月經週期第十五天性交，其受孕率平均爲五分之一，相當於一年有二或三次懷孕的機會。若在月經週期結束前服用美服錠，有百分之八十的機會可以讓受精卵掉落，這就只有百分之四的懷孕機會。如果也合併使用 misoprost 這種前列腺素，則機會更少（百分之一以下）；若卵子沒有受精，只會讓月經週期提前結束，不會影響下次月經的時間。

但若只受精，沒有懷孕，下一次的排卵會比平常延後，使得美服錠的規則使用有困難。做爲一個月一次的月經誘導物的研究正在進行，方法爲較低劑量的美服錠加上前列腺素。瑞典的拜德曼正在研究一種一個月一次的做法：排卵後使用低劑量的美服錠，用以減少助孕酮對子宮內膜的作用並防止著床，問題是如何確定排卵時間。爲克服這個排卵問題，山姆爾・嚴和我，傾向於在整個黃體期使用低劑量的美服錠。

我們現在用小劑量的美服錠和 misoprostol 做爲誘導月經的一個月一次的方法。如果劑量夠低，月經週期的時間可能就不受影響。

還要繼續研究

在其他臨床試驗方面，一位智利的專家克羅沙多，以及芬蘭的路卡南，在月經週期開始時給予美服錠，以抑制早期的助孕酮作用，這樣就不會排卵；然後給予助孕素幫助子宮粘液出現，再利用第二個劑量的美服錠誘發月經。

這些研究可以發展出一種新的沒有動情素的口服避孕藥，但需要長期的臨床試驗且花費相當大。不過，結果仍是得在一個月裡服用幾星期的藥丸。而也還有一個問題：有沒有公司願意從事這方面的開發工作。也有別的辦法：非營利的家庭計劃組織，可有興趣在這方面資助研究和開發？

法國國家科學及醫學研究院的同事，看我花費相當多的時間與新聞記者和家庭計劃協會談話，懷疑我是否仍有餘力關注美服錠的未來。與我討論這個藥的人，見我不在實驗室進行生育控制的研究，反而把注意力放在老化時受器功能及中樞神經荷爾蒙的變化，深感驚訝。DHEAS隨年齡增加而減少；所以，給予這種荷爾蒙可能可以延遲老化。這種物質讓我的研究有新的方向。

我總是被自己的科學好奇心驅策，同時我又希望能讓科學對社會有益。這是支持我生命的兩大理由，我無法爲了只追求其中之一而捨下另一。

自我年少時在學校向納粹份子丟石頭開始，我就覺得要參與社會。而人身攻擊已經對我造成傷害，任何科學家寧願被比爲巴斯德，也不願是希特勒。諷刺的是，近代的獨裁者（希特勒、史達林、柯梅尼、阿敏、席休瑟古）在他們的國家都嚴厲反對墮胎。但對大局而言，侮辱不算什麼。關乎未來的課題，不在於單單一項產品或單單一位研究者，問題是人類社會如何看待生命。

就美服錠而言，道德倫理的問題也許永遠都會有爭議；圍繞墮胎這一件事的情緒太激昂。凡尊重科學並爲婦女選擇權奮鬥的人，也只能檢視爭辯的理由，用道理來與之抗衡。

生命到底始於何時？

關於墮胎的爭辯，主要議題是「人何時開始存在」，而無人能解答這個問題。少數激進的人，認爲人的生命始自受精——個人對於上帝的設計可以做這種詮釋，但不表示他就有權能否決別人視之爲基本的人權。

但在人類社會常常出現這樣的事。有組織又能言善道的團體，界定了何謂道德，然後將自己的定義加諸於大多數。有時候，大多數人會支持這定義，有時不接受，這時少數人不能施壓力強迫別人接受。今天面臨的問題是：一項影響了所有人的生活和世界整體的道德定義，是否應由少數人決定。

有資格在這個問題上說話的專家，對此放手不管。各領域的科學家致力於探討此問題，但只得到解釋，並沒有答案。

一九八〇年代早期，英國政府委託瓦爾諾克夫人召集一組傑出人士，爲此重要大事提定義。瓦爾諾克夫人等人的報告結論爲：「生命或人自何起始，似乎很容易有直接的答案，但我們認爲，對這類問題所提的答案，事實上是混雜了道德認定與事實。」

哈佛大學醫學院的畢格斯(John Biggers)，在同事眼中是世上研究早期發育的權威專家之一。畢格斯在《人類生殖》(*Human Reproduction*) 一書中提出警語，認爲由於對胚胎的看法不一致，使得決策者極容易對於試管受精、胚胎轉移，或是對於抗懷孕法如子宮內避孕器或美服錠等，做出限制性的決定。他認爲，凡是在語言文字上對胚胎的定義提出淸楚界定的人，事實上是在一個連續性的過程中畫了一道人工的分界線。

他結論說：「從未有人從根本的基礎來界定何謂胚胎。這是因爲，在像生命週期這種連續性的過程中，想要對出生前的生命分出階段，必然是依一己對於此過程中各種轉變所持的獨斷認定……如果隨著個體發育，出生前人類生命的道德價值也隨之增加，則道德價值的變化也是連續性的，任何分界都屬於獨斷的做法。」

以科學界的語言來看，他強調的是別人也常提到的論點：決策者和道德家不能爲了支持自己論點而隨便曲解科學。

畢格斯在他另一本出版於一九八九年的書《對於不孕的完整探討》(*Infertility: A Comprehensive Text*) 中，用另一種說法強調他的論點：「歷經了幾百年來有關創造人類的神話，到了我們現在所處的時代，已可以用科學方式來解釋人類的創造，也了解了這個生命周期。生命周期的每一個階段都是活的，而人類生命週期的所有生成原因都是獨特的。那麼，我們現在還要堅守非科學的神話，認爲生命始自受孕，而以此依據來做倫理決定？」

頂尖的胚胎學家，倫敦大學的瑪拉倫 (Anne McLaren)，在《皇家學院研究報告》中探討這個主題。她所使用的標題呼應了畢格斯的看法：「在哪裡劃線？」她提出五個她不企圖回答的問題：生命自何時開始？胚胎自何時起變成人？何時起算是人類？在什麼時候成爲獨特的個體？什麼時候開始有知覺？

她說，這些都是錯誤的問題：「你我都活著；未出生的小孩活著，胚胎、受精卵、未受精卵、精子和產生上述東西的精細胞都活著；他們都是人。人的生命是連續的。」

在原條出現，胚胎有了個別特徵後，就不可能在發育過程中劃一條線，認爲從這裡開始人的生命形態變成人類。研究者利用超音波發現，在大約六星期時有輕微的運動，於十四週時，運動變得有協調性。早期法律所界定的胎動發生於十六到十八週時，這時母體感覺得到。瑪拉倫說，這對母親們意義重大，但「對胎兒可能沒什麼意義」。

在大約二十週時，整體的活動開始出現，包括身體和眼睛的運動、心跳、呼吸的韻律等；二十二週時腦電波出現；二十八至三十二週時，腦內的神經迴路已經和出生時一樣。不過即使在出生時，腦電波活性仍然非常不成熟。

瑪拉倫所提出的科學探討在於界定腦的功能。如果是指清醒和睡眠的區別，要到九個月時才會出現；如果是指腦子第一次出現電波（沒有電波時叫腦死），就在九個月之前幾星期。是否能活下來也是常用的標準，有些胎兒二十二週大，必須放在保溫箱，但他們不能吸奶或自己呼吸。

最後瑪拉倫寫道，你畫不出界線：「任何界限再怎麼畫都是獨斷的，你最後畫的那條線必定與你想要的目的有關。」

她提到，她避免討論胎兒能不能感覺疼痛或不舒服、有否知覺的問題，以及胎兒在不同階段的內在或潛在價值。瑪拉倫寫道：「這些議題牽涉的不只是科學。你畫下的界線牽連到倫理判斷的問題，這是我刻意不碰觸的。但我們可以，也應該根據科學層面的正確了解來做出這些倫理判斷。」

瑪拉倫所留下來的問題，澳洲人類生物倫理中心的庫瑟（Helga Kuhse）和辛格（Peter Singer）繼續探討。他們討論怎樣叫做擁有「知覺能力」，也就是能感覺快樂或疼痛，是享受生活或爲此痛苦。檢討已知的證據後，他們寫道：「這似乎在發育晚期才出現，大約是懷孕末尾三個月，這時胎兒的腦子已發育爲有知覺。」

他們的判斷和瑪拉倫相同，認爲胎兒在發育過程中的所有元素都與生命有關。但他們更進一步認爲，任何有關生殖的決定，都可以視爲是對於新生命的贊成或反對；不只是避孕或墮胎才叫阻止新生命，即使禁慾，使得卵子與精子不能碰在一起，也落在這個範疇。

根據他們的邏輯，婦女在有排卵，容易受精的那幾天沒有與男士約會，也如同墮胎，會阻止一個未來的生命。

爲了清楚描繪出道德的吹毛求疵可以到什麼程度，庫瑟和辛格提出一些假設的情況。第一種情形：想要替病人做試管嬰兒的醫師，從婦女取得卵子，從她丈夫取得精液，正要把精子放入貯存有卵子的培養皿時，主治醫師打電話來，說這位病人身體情況不佳，無法受孕，即使把受精卵放到她子宮也不會著床。醫師只好放棄，把卵子和精子都倒進汚水槽中。

根據傳統的想法，這情況絲毫不是不道德的舉動。但請看第二種情形：前述第一種情況中的每一件事都一樣，但主治醫師的電話來得較晚，這時卵子已經受精，這對夫婦要求盡快處理掉受精卵——這時道德問題就來了，那個受精卵是不是已經是一個人了？

第三種情形：卵子和精子分別倒入水槽中，但水槽的出口被紗布塞住，護士發現並想清洗它，突然她想到：卵子也許已經受精，這樣是否犯了謀殺罪呢？

庫瑟和辛格做出很重要的結論：「在今日的世界，女人不能控制自己的生育過程，而且人口過多，每天都有幾千個小孩由於父母養不起而瀕臨餓死，在這種情況下，還要花費這麼多時間與精力來爭論卵子、精子或受精卵有沒有人權，或是說摧毀這些細胞和不讓它們活下這兩者在道德上有無差別，實在是亂來。討論墮胎和避孕在道德上有什麼差別，是不重要的，眞正重要的是這些技術在抑制人口爆炸上扮演什麼角色。」

我們尊重和保護每一個即將出現的生命，但不應傷害到已經存在的家庭中的大人和小孩。每個家庭都有權使用有效的新技術來爲自己做決定。反對生育控制的人，最終會導致在最壞的情況下出現更多墮胎。

……宗教也給不出答案

有組織的宗教，對於「生命自何時開始」這個問題，並不會比科學有更清楚的答案。《聖經》譴責謀殺，但對墮胎保持緘默。新教徒大體上認爲墮胎是不幸的必要手段，各教派間儘管意見紛歧，但很少人認爲在懷孕早期墮胎是謀殺。亞洲的信仰也沒有明確指出，受精卵發育到何時，算是有一個新生命加入這世界。

猶太人定出一個時間，接近胎動的時期，這時靈魂進入胎兒，在這之前胎兒被看成是生命，但還不是人。正教猶太人除了爲保護母親的健康而不得已墮胎外，對墮胎也表示不悅。

保守的猶太人認爲，對此有「嚴厲生氣」的理由。改革猶太教則採取較自由的作法，能容忍「自由選擇」的立場。

紐約曼哈頓的「正教市民中心猶太教會堂」一份政策文件上提到，猶太人的傳統是：若要墮胎應愈早做愈好，最好在四十天之前。

回教在許多情況下都允許墮胎。根據《可蘭經》，只有在某種叫「靈魂吹氣」的過程後，才算奪取生命，通常這是指懷孕四個月的末尾。我知道在回教裡，月經規則術是合法的。

相反的，羅馬天主教廷認爲，受精就是人的開始。

關於美服錠的爭論最烈時，巴黎大主教路斯替格寫信給我，質疑我了不了解天主教教義：「你不了解，任意終止懷孕過程是直接違反上帝誡命的；上帝說，你不可殺人。」任何文明人都會同意上帝的誡命，問題是，什麼是謀殺？

不過，澳洲的諾曼・福特神父，在他一九八八年出版的《我何時存在？》（*When Do I Begin?*）一書中，另有看法。該書是宗教爭論中的典型作品，他說他強烈反對教會裡常見的有關生物學的哲學讀物，這類書說，生命始自受孕。福特神父自己的觀點是：個體始於受精十四天後，出現原條時。在當代天主教神學者當中，他並不孤單。

時代在改變。今日的天主教教義溯自羅馬天主教廷，彼時認爲，每一次受精都產生了莊嚴教會的一個新成員。法文與英文的動詞「懷孕」，字源是拉丁文“concipere”，意爲保留。這是亞里斯多德在他那時代的智慧：「小孩是由男人精液保留在女人月經血中所造成的。」

阿奎那（St. Thomas Aquinas）以亞里斯多德的觀念爲基礎，提出自己的信念，認爲靈魂在某個時刻進入發育中的胎兒，這時胎兒成爲一個人。教廷的教義在幾世紀來也有改變：教宗西思圖司五世（Sixtus V）於一五八八年下令嚴懲墮胎。三年後，教宗葛利果十四世（Gregory XIV）撤回禁令。一八六九年，教宗皮烏斯九世（Pius IX）公告天主教廷的立場，即生命始自受孕。

今日，梵諦岡極力譴責墮胎，但個人的考量再度被提起。誓約教義聖會的拉欽格主教於一九八七年宣佈，教廷事實上不能確定生命始自受孕，他說：「最確定的事情是，沒有實證資料足以辨認靈魂。」他說，墮胎是一樁罪，因爲生命「也許」始自受孕。

格拉欽主教寫道：「本聲明不討論靈魂何時進入胎兒。並沒有一個毫無異議的傳統……從道德觀點來看，以下所述乃確定的：即使仍有人懷疑受孕即爲人，我們仍要客觀地說，謀殺是嚴重的罪行。」在大衆場合，教廷將此事簡化，在正式聲明中做了謹慎的陳述：「宗教團體並沒有執著於其哲學本質。」梵諦岡最後的政策是出於道德觀點，而非科學或形而上的考慮。

天主教自身意見也十分分歧。在法國，民意調查報告中，有百分之五十以上的人自稱是天主教徒，但接受墮胎。在美國，曾經墮胎的人當中，天主教婦女的比率高於其他宗教。也許這是因爲天主教徒比較不敢使用有效的避孕方法。

基本教義派是任何極端論點的一支保護傘，自從美服錠進到世界以後，我已聽遍了他們的論點，但沒有一點是基於傳統教誨。即使是科學家，也有些博學人士持極端的立場，以個人對上帝的設計所做的詮釋爲出發。

法國一個組織「讓他們活下去」的醫療顧問雷裘涅博士（Jerome Lejeune），在公開會議上公然抨擊我的藥爲「殺人劑」，責備我可能使數十億的人滅種。後來我遇到他的一位女性病人，已經有一位唐氏症的小孩，現又再度懷孕。雷裘涅建議她生下來，他說：「如果也不正常，這樣你現在的小孩就有伴。」

他這看法讓我回想起我在美國上電視辯論時，有些瘋狂的人說，如果我能發現終止自發性流產的辦法，他們願意支持我研究。他們認爲，所有的畸型兒都是上帝的創造物。

這些話說給願意聽的人去聽。但他們對科學和道德的解釋，不能限制多元社會的發展。生命自何時開始？這問題既然缺乏科學或宗教的定義，只好靠法律來界定。任何一項獨斷且於法無據的論定，不管是限制婦女自由選擇的權利，或爲這已太擁擠的世界再添一個不想要的小孩，這就像前面提到的庫瑟和辛格所說的，是惡劣的做法。

各種有關「可存活」的定義都很好。在英國，若病人要求，醫生可以在二十四星期之內墮胎。法國則界定在十二週。兩者在科學上都是可接受的。我比較偏好法國的法律，因爲這和我對人類生命的看法比較一致。

當英國把二十四週的限制挪前時，我很高興。這做法有強力的醫學理由：及早終止懷孕，對婦女的傷害較小。就我而言，當胎兒開始看起來像人時，情感就會介入。如果我能看出頭、眼或腳，我就覺得那是一個完整的小孩——這不是科學，只是個人的、人類的直覺，大部分人都會有此感覺。此所以若干狂熱份子可以用胎兒的相片激起大衆強烈的反應。美服錠在胎兒成形前就能發揮效果，讓他們無法藉機宣傳。他們因而不高興。

但這是我個人對人類生命起點的看法，別人的看法不一樣。而我深信，沒有人有權強迫別人接受自己個人的觀點。

胎兒發育是一個連續的過程，訂出在哪一個時候墮胎即爲違法，乃是獨斷的做法，但爲了社會，這又是必須的。大家都知道，過程即使緩慢也會導致徹底轉型：就像冰化成蒸氣，就像幾個胚胎細胞變成新生兒。溫度所差有限的兩盆水，可能難以區別兩者冷熱，而不同的人來感覺這兩盆水，所做的判斷也有差別：我們的直覺告訴我們，兩盆水的溫度應有差別，但每一個人自身的感覺是完全主觀的。如果社會必須在法律上界定什麼溫度叫冷水，什麼叫溫水，這樣的決定是獨斷的。關於墮胎也是如此。由於醫學的進步，胎兒週數較少就可以存活下來，我覺得，若在二十二週後婦女想要終止懷孕，也許是不合法的。我喜歡法國法律規定的十二週期限，因爲在十二週之後，胎兒的荷爾蒙較具自主性。我們應該知道，很難制定出關於生殖的社會規範，我們也應該了解，隨著科學進步，這些規定應該做修正。

科學家的正義感

無論接下來會發生什麼事，美服錠都已問世。每年它對人類的生活會有更多貢獻。對於每一個與之相關的人來說，它所造成的騷動仍未平息。對我而言，這是當年，年輕的我在紐約看到藝術家朋友時我所夢想的事業。

許多人相信，藝術家創作作品，而科學家只是發現已存在的現象。事實上兩個過程很相似，每一個研究者都有自己的看法、探討和風格，直覺和知識一起帶動著他。藝術家在白色的畫紙或畫布上添加色彩和造型，科學家探究黑盒子內（我們對於手上研究工作的比喻）的世界，並利用裡面的東西組合起來。這兩種職業都是創造和發現，兩者都受時空影響。他們的工作與社會相結合。兩者都需要靈感、奉獻、堅持和努力。

在楓丹白露森林，藝術和科學正以生動的方式結合。十五年來，丁格利（Jean Tinguely）和聖法勒（Niki de Saint-Phalle）等人，雕刻了一個大型的紀念建物。在映照著他們的作品《藍色克萊恩》（爲紀念他們崇敬的畫家克萊恩）的池邊，他們將製作美服錠分子的動態藝術品。

神學家韓特（Mary Hunt）在《良心》（*Conscience*）一書中，反對生命始自受孕這種簡單的劃界。她把眼光放在快速變化的世界這個大議題上。她寫道：「我建議以正義來標誌倫理生活，而不要用一貫立場。新技術帶來新的可能性，因此陳舊和不可變通的界限不一定適當。」她身爲道德學家和一個信仰上帝的人，所提出的這種挑戰是莊嚴的。我們應嘗試區別什麼是出於神聖的啓示，什麼是來自人的解釋和宗教傳統。每一個世代都應根據當時對自然現象的了解及社會組織，重新界定對世界的看法和誡命。在我們這個時代，科學比以前進步太多，所以我們面臨空前的考驗。

乍看，似乎我們可以訂出人在何時接收到生命的火花，但假如這樣做會犧牲女性，而且讓世界多出一些小孩，而這些小孩命中註定不被疼愛，這就不是正義。如果要求生命權的人每年讓二十萬婦女死亡，這更不是什麼立場一貫。

科學家了解什麼叫立場一貫：我們所做的事就是爲了追求立場一貫。但，科學家是人類；正義，最終來說，有較高的價値。

從科學的眞理中得益

美服錠最初在法國科學院發表時，受到冷落和懷疑。在將近八年之後，它又回到科學院年會等待審核。學院的主席奧伯因（Jean Auboin），在年會上發表演講，前瞻公元兩千年的道德和科學，獲得如雷的掌聲。

奧伯因是地質學家，觀察山和地殼變動。他用墮胎丸爲例，談及分子和人類的命運。他說，人們期待從科學獲得益處，但科學只能提供眞理，益處和眞理不一定相同。貓吃老鼠是眞理，但只對貓有益處。在未來，社會必須從科學的眞理得益。

奧伯因接著說，在二十世紀中，醫學每年爲人類增加四個月壽命，這將使世界瀕臨人口爆炸，也構成人口統計學最大的威脅。但醫學也提出生育控制，藉以解決這個問題。人類不需藉大量生育來確保種族的存活。但人口數控制在全體社會的手中。

奧伯因說：「最近，我們同業中有人開發出墮胎丸，因而引起爭議。這顯示有些人不願見到這樣……責任在誰身上？是維護生命安全，也提供方法來免於人口惡性增加的醫生？我看，應該是由那些不肯考慮地球上人類生命新狀況的人負責，因爲他們爲這世界提出道德價值觀，讓這個問題重重的世界面臨死滅。」

奧伯因結論說：「但我相信，我能預測他們全都會得到相同的結論：人性不會因太多的科學而受傷，反而會由於未能及時理解科學爲我們所開展的世界而受害。而科學還會持續告訴我們世界的奧祕。第三個一千年即將展開，千古不變的模式當隨之調整。需知，古代的科學只是存疑，且對世界充滿了誤解。」

幾百年來，我們的法律和習俗乃來自居上位的教廷或君主政體，一般平民百姓無從爲自己著想。今天，已開發的社會愈來愈變成世俗社會，我們能根據科學發現而自己作決定。我不相信二十一世紀屬於基本教義份子或思想倒退的人。教育和科學將會帶領我們朝自己選擇的方向前進。

我聆聽奧伯因的演說，思索著美服錠及其所呈現的前景。演講者的話語回應我的想法。在最近的未來，科學和女性的角色會逐漸提升——墮胎丸將爲此二者服務。新世紀的光芒在前方等待，奧伯因說：「我們不要害怕。」

附錄

RU四八六，原始代號RU三八四八六，爲法國胡梭-烏克拉藥廠的羅曼維拉實驗室，從一九四九至一九八〇年所合成的分子總數目。RU四八六是一種抗助孕酮，爲 norethindrone 的衍生物。其分子式爲 17β-hydroxy-11β(dimethyl-aminophenyl)-17α-(1-propynyl) estra-4,9-dien-3-one。RU四八六學名 mifepristone，在法國以 Mifegyne（美服錠）之名銷售上市。

RU四八六合成後，胡梭-烏克拉藥廠聘用了羅曼維拉的三百位研究者和助手，而胡梭-烏克拉藥廠在全球共有一萬五千位員工。此藥年銷售額超過一百億法朗。

荷爾蒙和接受器

「荷爾蒙」（hormone）的字源是希臘文"ormein"，意即「刺激」。荷爾蒙是化學物質，爲傳遞訊息的分子。由數種器官或內分泌腺體所製造，例如腦底的腦垂腺、前頸部的甲狀腺、腎臟附近的腎上腺，以及卵巢或睪丸。

荷爾蒙被分泌至血中後，伴隨著氧氣、糖分和其他營養分在體內循環，其濃度爲血中大部分營養素或其他成分濃度的一萬至一百萬分之一。荷爾蒙只是用來傳遞訊息，微量即可達成任務。

荷爾蒙在血中流動時只認識特定的細胞：標靶細胞（圖1）。這些細胞本身能讀取荷爾蒙的訊息。它們有受器，可以接受特定荷爾蒙的作用，如同收音機接受特定波長的頻道。

荷爾蒙與受器的結合，屬物理性質而非化學性質，由於這種結合是暫時性的，因此可逆。就像用鑰匙開鎖一樣，開了以後把鑰匙拔出來，然後鎖再關起來。接下來，受器把訊息傳給細胞。荷爾蒙在傳遞訊息後就被身體排除。若要維持被激發的功能，需要更多的荷爾蒙來刺激更多的受器。較多的荷爾蒙可以接觸更多的受器並強化其功能，供應終止時，作用也終止。

助孕酮和其他同類的類固醇荷爾蒙

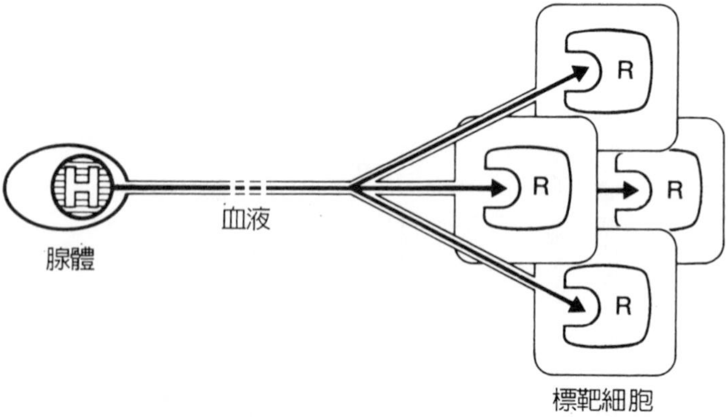

圖 1. 荷爾蒙、標靶細胞和受器

腺體分泌荷爾蒙(H)，經由血液，循環至帶有相關受器(R)的標靶細胞。

的受器在細胞中心，也就是細胞核，基因在此組合。細胞核被一層膜包圍，荷爾蒙進入細胞後，必須穿過此膜才能發揮作用。受器比荷爾蒙大很多，它是蛋白質，由大約一千個胺基酸以特定的程序組合而成。這些胺基酸有二十種不同的構造。

胺基酸所形成的長鏈，折疊成三度空間的立體構造，它有數個不同的部分，與荷爾蒙的作用息息相關。發現此結構的是加州沙克研究室的伊凡斯（Ron Evans），和史特拉斯堡的張鵬（Pierre Chambon）。這個結構的第一個部分與荷爾蒙結合，就像鑰匙洞一樣，可以與正確、特定的荷爾蒙結合。一般化學鍵除非使用強的外來物質否則不易打斷，而這種結合則可逆，因此內分泌系統才會這麼活潑。

第二部分與DNA結合，可以作用在基因，並影響其表現。基因是遺傳的化學基礎，在生殖時，經由基因傳遞使物種得以延續。每一種特定的細胞，例如肌肉、皮膚、腺體或其他器官等，其基因表現各具特性，這樣才會有不同的功能。

基因由DNA組成，富含磷酸，而且有四種不同的基。這些基排成特定的序列，每三個決定一個胺基酸的形成，或稱基因密碼。DNA排列呈雙股螺旋狀。這是華生和克里克所發現的。

在DNA有一部分叫做荷爾蒙反應部分，可以和受器作用，荷爾蒙經此影響基因的功能。受器上還有一部分叫轉譯活化子，可和其他蛋白，例如轉譯因子（TF）作用。轉譯因子再作用在DNA，影響基因的表現。荷爾蒙與受器接合後，可影響受器與轉譯因子的互動。

綜合而言，受器上的荷爾蒙結合部分會接受荷爾蒙的訊息，造成結構的改變，而其他部分，包括DNA結合部分和轉譯活化子，可以影響基因。在不活化時，荷爾蒙接合部分覆蓋了熱休克蛋白（hsp90，分子量90,000）。這是在我的實驗室發現的，主要由卡特麗（Maria-Grazia Catelli）和梅斯特發現，但有紐約冷泉港實驗室的菲拉米斯柯（James Feramisco）和威爾許（William Welsh）的幫忙。當荷爾蒙結合部分被荷爾蒙活化時，它會使熱休克蛋白脫離，這時就可和DNA作用（圖2B）。

「類固醇」這名詞，代表與膽固醇相關的化學構造。至於膽固醇，在人體內含量很多，例如在細胞膜和包圍細胞核的膜等。膽固醇有些在血液中循環，一些來自肝臟（肝臟可以合成膽固醇），一部分來自食物（經由腸子吸收）。除了形成細胞膜以外，膽固醇可以製造許多重要的化合物，包括類固醇荷爾蒙。

爲了製造類固醇荷爾蒙，膽固醇必須進入腎上腺、卵巢及睪丸的細胞。在懷孕時，它也進入胎盤。這時胎盤的功能和內分泌腺體一樣。在這些細胞，膽固醇在結構上稍作修飾後（雖然仍保有類固醇的結構），轉變成要分泌的荷爾蒙。

由膽固醇轉變而成的類固醇荷爾蒙，其大小約爲受器的二百分之一，他們是脂肪性的分子（不像蛋白質容易溶於水），很容易就穿越也是由脂肪組成的細胞膜。由於細微化學結構不同，這些類固醇的性質也會不同。腎上腺皮質類固醇主要影響新陳代謝，而性類固醇主要影

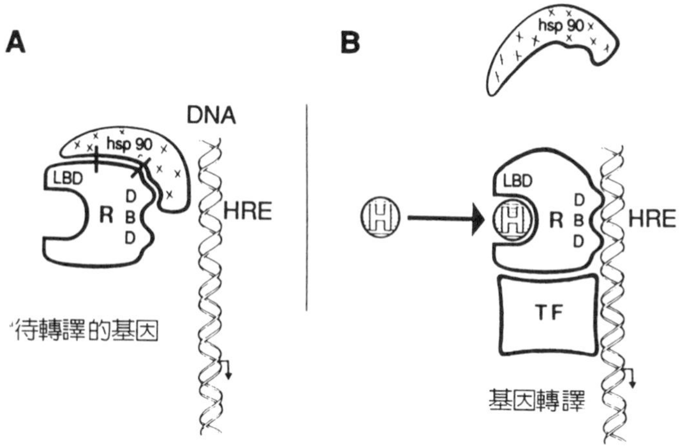

圖 2. 受器：荷爾蒙的結合、轉型和基因活化，以及熱休克蛋白的角色

類固醇受器(R)有兩個主要部分，一部分與荷爾蒙 (H) 結合，叫做荷爾蒙結合部分 (LBD)，另外一部分與DNA作用，叫DNA 結合部分 (DBD)。DNA含有與荷爾蒙反應的特定帶，即荷爾蒙反應部分(HRE)，和形成核糖核酸的模子(以箭頭顯示)。

沒有荷爾蒙時，DBD因爲被熱休克蛋白 (hsp90) 覆蓋，不能與 HRE 結合。當荷爾蒙與受器結合時 (圖B)，受器的形狀改變，釋放出hsp90，這時，DBD可以和HRE作用。

受器的其他改變 (沒有顯示出來) 經由作用在轉譯因子 (TF) 活化基因的轉譯。

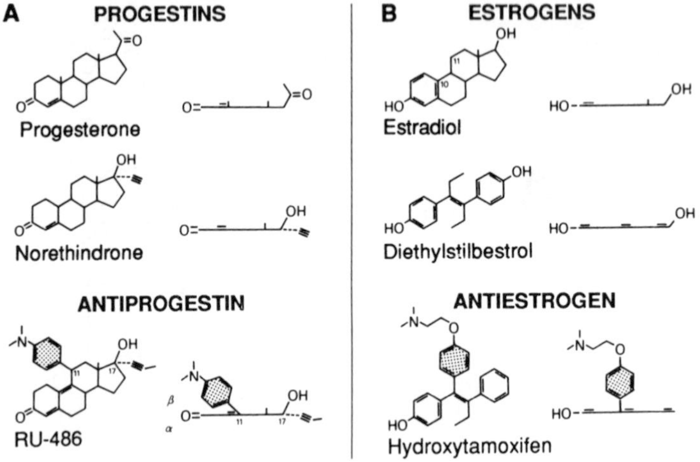

圖 3. 天然荷爾蒙、合成的作用類似物，以及抗荷爾蒙的化學式

分子構造以多環和簡要顯示。上圖左邊的A圖，顯示助孕素和抗助孕素美服錠。

圖右側的B圖，顯示動情素和抗動情素 hydroxytamoxifen 。

A, 助孕酮是天然荷爾蒙，norethindrone 是合成的作用類似物，也是第一代避孕藥。美服錠與 norethindrone 之不同在於碳 11加了一個環(陰影部分)，以及碳17的另一個基。碳11上的顯著的環在簡要顯示圖上可見。雌二醇是天然動情素，diethylstilbestrol 是合成的化合物，失掉了一部分類固醇的構造，但仍是強力的動情素。Hydroxytamoxifen 是合成的抗動情素，加上去一個環(陰影部分)，類似美服錠與 norethindrone 的差別。

響的是生殖器官。

助孕酮

就化學上而言，助孕酮的構造很簡單，它的原子呈現平面的構造（圖3A）。它是一種類固醇，但比腎上腺分泌的糖皮質類固醇連接較少的化學基，因此糖皮質類固醇不能與助孕酮的受器結合，但助孕酮由於較小，可以和糖皮質類固醇的受器結合。

助孕酮是由美國紐約州羅徹斯特大學的康納（George Corner）和亞倫（Willard Allen），於一九一二年，從牡豬的卵巢首先分離出來的。注射入實驗動物後，會大大改變子宮內膜，也就是胚胎著床的地方。一

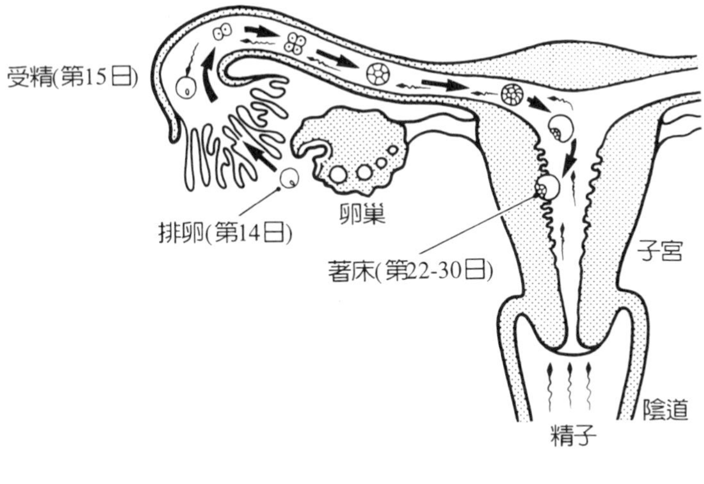

圖4. 排卵、受精和著床

在受精後，合子進行分裂，到發育成胚胎時移動至子宮，於約第22天時，它開始著床至子宮壁。由於有一個小腔洞，因此叫做胚泡。

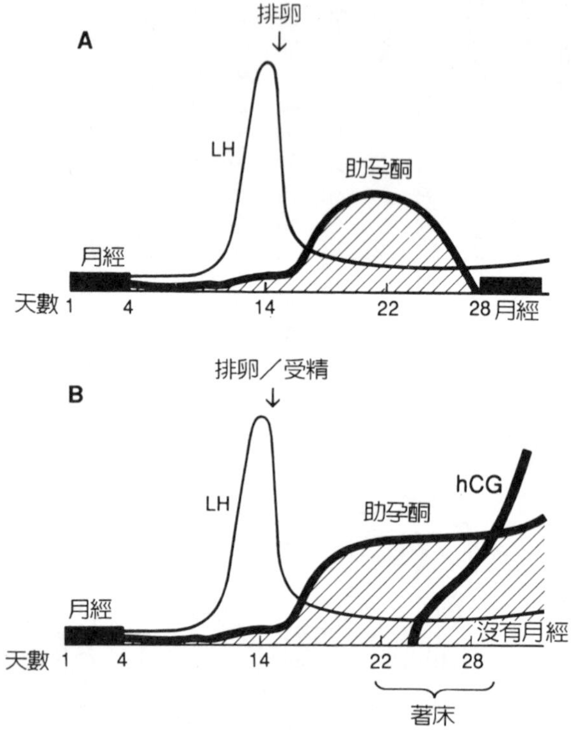

圖5. 在沒有受孕的月經週期和懷孕開始時的荷爾蒙變化

A, 於28天沒有受孕的月經週期，黃體促素(LH)到尖峰時誘發排卵，黃體分泌助孕酮，當黃體萎縮時，助孕酮減少，月經就來。

B, 著床後，人類絨毛膜性促素(hCG)進入懷孕婦女的體內，來維持黃體，並因此分泌大量的助孕酮，這時沒有月經。

(曲線顯示荷爾蒙血中濃度的變化，在月經週期的第二部分和懷孕開始時體溫的增加，與血中助孕酮濃度的增加幾乎重疊。)

九一〇年，法國的安歇爾和波因在兔子觀察到這種變化，他們稱之爲子宮鑲邊。助孕酮造成的這種轉變，讓胚胎得以著床。

進一步的研究顯示，助孕酮對懷孕的維持是十分重要的，沒有它或助孕素（progestin，與助孕酮生物性質相同，但構造不同的作用類似物），母親就會流產。助孕酮是卵巢的黃體於月經週期的中期以後分泌的，而黃體則在卵泡破裂釋出卵子以後形成（圖4和5）。月經週期的第二部分，也就是黃體期，因黃體得名。除了讓子宮內膜適合著床外，助孕酮也可以幫忙預防胚胎不被排出。這是因爲它可以放鬆子宮肌肉，並讓子宮頸變緊。相反的，在生產時，血中助孕酮降低，會造成子宮收縮和子宮頸擴張。

若沒有著床，黃體就會分解，助孕酮減少（圖5A），而轉型的子宮內膜細胞死掉剝落，這時會出現月經，主要由血液和細胞殘骸所組成。若有著床，胚泡會誘發控制黃體素分泌的新機轉，也就是出現發育中的胚胎中心的附件，叫絨毛膜，可以分泌一種非類固醇荷爾蒙，叫做絨毛膜性促素，簡稱ｈＣＧ（人類絨毛膜性促素）。

著床以後（圖4、6A和6B），人類絨毛膜性促素能經由子宮的血管到達母體。有一種懷孕試驗，就是利用測定母親血中或尿中的人類絨毛膜性促素來知道懷孕與否。絨毛膜性促素刺激黃體，來防止它不要像沒有受精時一樣萎縮，結果使月經黃體變成懷孕黃體，能夠分泌較多的助孕酮。助孕酮再回饋抑制腦垂腺黃體促素的分泌，這樣一來，懷孕時就不會再釋放出卵子。

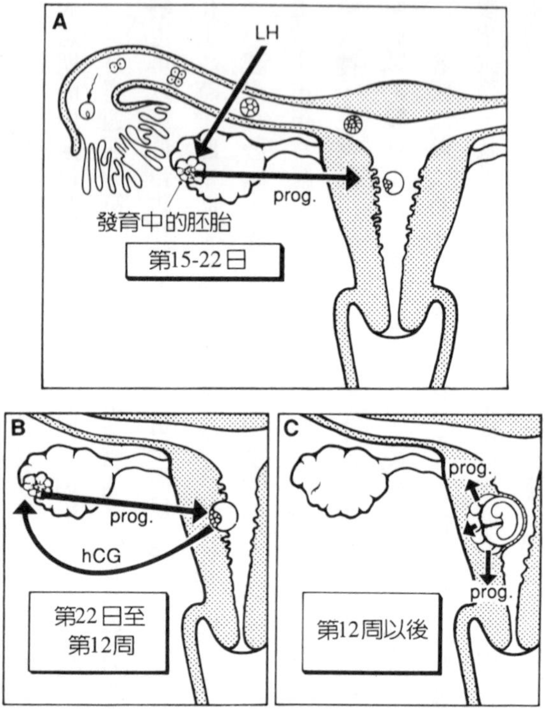

圖 6. 受精的三個時期

A, 當發育中的胚胎大約花費一個星期的時間移動和分裂時，黃體促素(LH)刺激黃體製造助孕酮，使子宮內膜能夠被受精卵著床。

B, 在隨後的數星期，著床完成。需要助孕酮維持子宮內膜。這時內膜變成蛻膜。胚胎基部(絨毛膜)的荷爾蒙——人類絨毛膜性促素(hCG)進入母體，刺激黃體分泌助孕酮。經由測定hCG，可以知道有否懷孕。

C, 12週以後，不再需要黃體來分泌助孕酮。胚胎轉變成胎兒時的附屬物——胎盤，發揮分泌助孕酮的功能，直到生產。

八到十星期時，絨毛膜性促素漸漸減少，黃體也漸漸萎縮，改由胚胎旁發育完好的胎盤負責製造助孕酮。這對於生產前子宮內膜和肌肉功能的控制是必要的。荷爾蒙的分佈在這時期會有所改變（圖6C）。胎盤附著在子宮上，子宮是胎盤分泌的助孕酮作用的地方；一部分胎盤分泌的助孕酮也會進入成長中的胚胎——現在可叫做胎兒了。雖然它與胎兒的發育沒有直接的關係，但它可以部分轉變成其他荷爾蒙，例如腎上腺皮質類固醇。

生產時，助孕酮的量降低，使得子宮肌纖維對催產物質（例如前列腺素和催產素）產生反應，造成肌肉收縮。催產素是腦垂腺後葉分泌的荷爾蒙，有時醫師也會使用它來誘導生產。助孕酮降低時可以出現乳汁，這在懷孕時被阻斷。

美服錠就是用來對抗助孕酮維持懷孕的效果。但其他助孕酮生物效應所受到的影響，可能也與美服錠的作用有關。

在月經週期時，我們看到排卵以後黃體素會介入，但在較早期它也有影響。黃體促素是從腦垂腺前葉分泌的，在功能上與胎盤的人類絨毛膜性促素相似。黃體促素的值，在月經週期的第十四天到達尖峰，而且二十四小時以後可以誘導排卵。雌二醇和助孕酮，對於黃體促素到達尖峰有控制作用。

雌二醇是天然的動情素，由濾泡期時卵巢的濾泡細胞所分泌。在濾泡期的末尾，這些細胞也會製造黃體素，但比黃體期時少。黃體素一部分在排卵前分泌，因此血中濃度稍增加（圖5A），它的量少歸少，但對誘發黃體促素的上衝有密切的關係，而且也會影響濾泡的成熟和破裂。黃體在卵巢內也有旁荷爾蒙活性，也就是有可以作用在附近的細胞，不像一般內分泌，經由血流，作用在很遠的細胞。早期的黃體素活性暗示，美服錠在排卵前有效。除了卵巢和胎盤製造助孕酮外，腎上腺也可以分離出助孕酮。但除了病理情況外，濃度很低。它是皮質類固醇的中間物。換句話說，腎上腺的助孕酮不是荷爾蒙。不會與受器結合。只是皮質醇的前身而已，因此美服錠不會影響它。

這些例子顯示，在不同時間、不同細胞形成的相同化合物，對身體可能不具相同的功能或意義。單就某一個分子的化學構造，無法界定生理意義。欲了解某種分子的功能，就不僅要考慮化學，也要知道解剖和事情發生的順序。

助孕酮的標靶細胞主要在與生殖作用有關的器官：子宮、輸卵管、陰道、腦垂腺和下視丘、卵巢和乳腺。這些器官的活性，在生殖時部分受到助孕酮的協調。除了控制腦垂腺的下視丘以外，在神經系統也有助孕酮受器，假如它們也可以受到抗荷爾蒙的作用，這在醫學上可能是重要的。

兩性的性荷爾蒙（男性的雄性素和女性的動情素）在對方各有少量存在，但男性的血液循環中幾乎沒有助孕酮。不過，在兩性的中樞神經系統可能有少量合成，與局部的活性有關。

美服錠，一種抗助孕酮

任何可以對抗荷爾蒙作用的方法，叫做抗荷爾蒙。在原理上，有數種方法。

例如抑制荷爾蒙的合成，這樣荷爾蒙的作用就會消失。Epostane是類固醇衍生物，可以在黃體和胎盤抑制助孕酮的形成。但它也可以在腎上腺抑制荷爾蒙的形成，這樣會使腎上腺的皮質醇減少，對身體有害。

也可以阻斷助孕酮對子宮作用，這可以用動物實驗證明，例如英國劍橋的希普（Brian Heap）曾使用助孕酮的抗體，但在女性這種方法不可行。同樣的，想要經由代謝機轉來選擇性抑制循環中的荷爾蒙，也很難。

我們已經知道，助孕酮主要是在受器被認知和發揮作用。在這裡的作用較具特異性並且較快速。抗荷爾蒙在受器上阻斷荷爾蒙訊息的傳導，這是美服錠的作用機轉。

美服錠基本上有類固醇的構造（見圖3A），在某些細節上比較像norethindrone（一種合成的助孕素，口服後作用仍然很好，因此在六〇年代早期做爲口服避孕藥）。助孕酮若口服，經過腸子和肝臟後，會喪失活性。美服錠在化學上的特點，是添加在碳十一原子上的核（dimethylaminophenyl基），它指向平面分子的上方，這使得它具有抗助孕酮的活性。

現在，胡梭-烏克拉藥廠、德國先靈藥廠、荷蘭歐加隆藥廠和其他公司的化學家，繼美服錠之後，又合成了一長串的化學衍生物，構造上與美服錠很相近。

把龐大的化學基加到還算平面的類固醇，不會影響它與受器接合的高親和性，這一點很特別。受器上與荷爾蒙結合的部位，應當要能與天然荷爾蒙緊密結合，這樣作用才有特異性；但它也必須有足夠的空間容許差別較大的分子，或另外還有一個平常天然類固醇用不上的腔洞，但可以容納額外的基。添加到碳十七的其他化學基即是如此，雖然它較小。

美服錠的影響清楚顯示：受器的結構會有所改變。當帶有加強作用的作用類似物與受器結合時，受器與熱休克蛋白容易分開，而抗荷爾蒙則是防止熱休克蛋白九十與受器分離，這樣可以阻止訊息傳遞到DNA。但真正的分子機轉比這個複雜。熱休克蛋白雖然被抓住，但是可逆。此外很可能受器變形，而無法活化轉譯因子（圖7）。就分子生物學而言，科學家仍有很多地方不了解。

無論細節如何，基本作用是很清楚的。給予美服錠時，在和受器結合上，它可以和助孕酮競爭。其結果如何，視這兩種類固醇的濃度而定，助孕酮愈

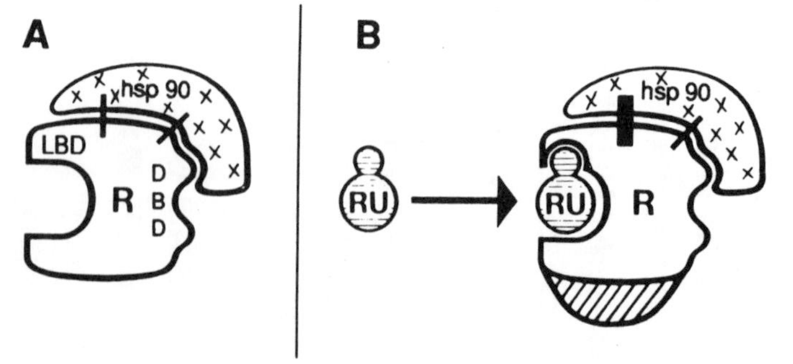

圖7. 助孕酮受器和美服錠

A, 美服錠沒有和受器結合時，助孕酮受器與圖2A相同。
B, 美服錠與受器結合後，會出現兩種變化。當荷爾蒙與受器結合時，熱休克蛋白(hsp90)不會離開，仍緊密的附著在上面，而且更緊。此外受器的改變(陰影部分) 可能有改變轉譯因子的功能。

少，美服錠的效果愈大。美服錠本身並沒有直接作用。

美國國家衛生研究院和瓊斯基金會實驗室的何金，研究美服錠在去卵巢猴子的抗荷爾蒙效果。首先將卵巢去除，然後給予適當生理劑量的雌二醇和助孕酮，來製造人工月經週期，這時子宮會如同黃體期一樣，適合胚胎著床。給予了美服錠後，在四十八小時內會誘發月經出血，證明美服錠是有效的拮抗劑。

這些實驗讓我們了解，抗荷爾蒙爲何能讓動物或女人的懷孕終止。在美服錠對抗助孕酮使得子宮內膜出現變化時，助孕酮的血中濃度仍然在正常範圍。這時會發生出血，而胚胎及其附屬物自子宮壁剝離，以致從胎盤到母體的人類絨毛膜性促素減少（圖8），因此對懷孕黃體的刺激減少，助孕酮的分泌也減少，這是美服錠的繼發作用。

在沒有受精的月經週期，美服錠也可以有相似的作用，經由抑制助孕酮，它會造成子宮內膜出血，繼之黃體萎縮，和讓腦垂腺的黃體促素合成增加，誘發下一週期的排卵。

前列腺素

前列腺素簡寫爲PG，其後加上英文字母和號碼，以代表在體內不同作用的各種前列腺素。前列腺素的構造與類固醇不同，是一種由多不飽和脂肪酸合成的具局部作用的荷爾蒙。多不飽和脂肪酸有許多雙鍵，使他們在化學上比一般的脂肪不穩定。一般的脂肪會被氫原子飽和，像石臘一樣。這些脂肪酸組成維他命F（F是脂肪的意思），它們不會被身體製造，但

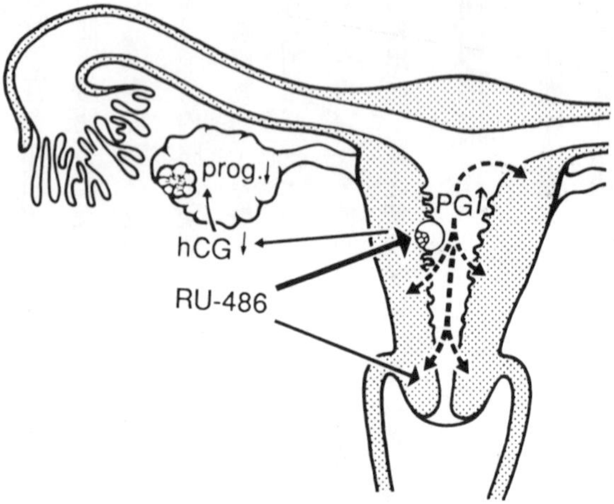

圖8.懷孕開始時RU四八六的原發和繼發作用

美服錠的主要作用是阻礙助孕酮對子宮內膜作用，使得著床失敗而流血。它對子宮頸也有直接的影響，會軟化和打開。

繼發作用有兩項，一是在產生變化的子宮內膜出現前列腺素濃度的增加。前列腺素刺激子宮肌收縮（參圖9)，也軟化和打開子宮頸。另一種作用是胚胎剝離使得人類絨毛膜性促素減少，黃體不再被刺激，助孕酮的分泌也減少。結果是胚胎排出併出血，卵巢的功能再度恢復正常。

對健康不可或缺，因此必須自食物中攝取，再將之合成前列腺素。

前列腺素的合成，包括利用脂肪酸分子的一部分形成環。抗發炎藥物，例如阿斯匹靈，可以阻斷這種複雜的化學過程。這是英國的維恩（John Vane）觀察到的。一九六〇和七〇年代，特別是瑞典的伯格斯卓姆和沙莫松的研究，有助於了解生理、藥理和病理的一些現象。

前列腺素最主要的作用之一是刺激平滑肌的收縮，它與胃腸的蠕動及血管的收縮有關。子宮肌也是平滑肌，注射前列腺素可以使子宮收縮，但也會刺激消化道和心臟的肌肉。

用美服錠墮胎時，子宮的前列腺素値增加，何爾曼最早在子宮或血中觀察到這種現象。可能是因爲美服錠抑制助孕酮對子宮內膜的作用，使得組織改變所致（圖8）。前列腺素的衍生物，前列腺環素（PGI2）可以放鬆子宮肌。蒙特佩勒的德斯孔普證明，美服錠會抑制前列腺環素的釋放，這種輔助效果可以加強子宮肌的收縮。

在正常生產過程中，前列腺素也會增加，它們如同刺激子宮收縮的催產物一樣，對於生產時疼痛的收縮也扮演重要的角色。此外，前列腺素本身直接使子宮頸擴張和放鬆。

墮胎時出現的現象也類似，但較不強。抗助孕酮的作用使得胚胎剝離，導致前列腺素的濃度增加，而加強子宮肌的收縮。此外，前列腺素也使子宮頸出口放鬆，有助於排出胚胎。前列腺素的增加主要是局部性的，只有少數滲透到體內，使得消化道蠕動增加。

因此，用美服錠墮胎後會出現兩種變化。第一，直接作用在子宮內膜，導致出血，把剝離的胚胎帶走，導致人類絨毛膜性促素減少和前列腺素增加。第二，子宮肌收縮，子宮頸打開，助孕酮的製造減少。

只用美服錠所做的臨床試驗

美服錠的第一次墮胎試驗，是在日內瓦坎通納醫院的生殖科進行的，由何爾曼負責。在毒物學家和當地的倫理委員會審查通過後進行，病人全部出於自願，已經無月經六至八星期（無月經表示沒有月經出血現象，由最後一次月經來的第一天開始算起）。

通常於月經週期的第十五天受精，或最後一次月經來的第二週。著床則發生於第二十二天，於月經週期的第四週至第二十八天完成。月經延遲，表示可能懷孕，檢測血中的人類絨毛膜性促素很快可診斷出來。這個試驗是利用此荷爾蒙的一部分來做免疫反應。

每一位受試婦女，一天接受兩百毫克的美服錠，共四天，每天服用一粒五十毫克的藥丸二至四次。典型的情況在第二天會開始出血，於第四天排出胚胎，出血持續數天之久。子宮痙攣通常持續至排出爲止，可用止痛劑治療。助孕酮和人類絨毛膜性促素在胚胎排出後減少。

後來，烏爾曼和杜伯做的試驗爲一次使用三顆兩百毫克的藥丸，這種做法同樣有效。這是因爲美服錠代謝很慢，它的半衰期，也就是藥在體內被破壞一半所需的時間，大約二十四小時，比大部分的荷爾蒙長。服用單一劑量使方法簡化很多，但若低於六百毫克，效果較差。

若考慮法國法律規定要有七天的等待期，美服錠在沒有月經三十五天前不能給予，也就是月經正常該來的時間七天以後。在沒有月經四十二天內，給予單一劑量六百毫克的美服錠，有百分之八十的成功率。在三至五天後排出完全，平均在十天時停止出血，總出血量——根據英國的研究——大約是九十毫升左右，與月經較多時的量相同。由於阿斯匹靈或非類固醇抗發炎藥物（NSAID）會抑制體內前列腺素的製造，因此不宜同時服用。

如果失敗，必須吸引或刮除，因爲過量出血或組織殘留會使得繼發感染的機會增加。百分之一的例子會持續懷孕，這時出血的量很少或沒有。要改用手術墮胎。

利用美服錠和前列腺素做墮胎

先服用六百毫克的美服錠，兩天後再使用強的前列腺素（圖10），可以使墮胎成功率達百分之九十五以上，這時可以加強子宮內製造的前列腺素的作用。助孕酮被美服錠中和，無法讓前列腺素的作用穩定下來，結果，少量的前列腺素藥物在子宮就有很強的作用（圖9），但不會影響消化道或血管。

單用前列腺素就可以誘發墮胎。爲了對抗助孕酮的作用，劑量需要很高，這樣會刺激體內所有的平滑肌，導致噁心、嘔吐、腹瀉，有時會使血壓改變或影響心臟功能。若用少量的前列腺素配合美服錠，則副作用可以減至最少。

一九九一年，在法國，超過七萬個病例的試驗有效率大約百分之九十五，情況和早期在瑞典、英國、中國、匈牙利、西班牙、荷蘭、義大利和新加坡的早期試驗結果相似。在法國，這個方法在沒有月經四十九天內可以使用。英國於六十三天，或月經該來而沒來的五星期時

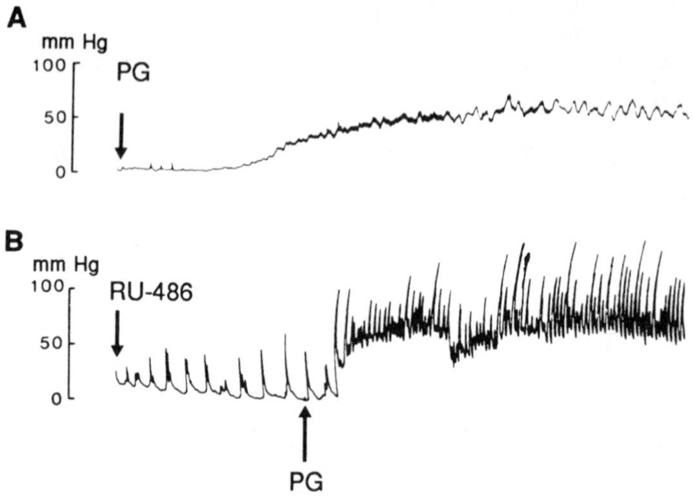

圖9.懷孕早期時前列腺素和子宮的收縮

本圖顯示婦女在懷孕十週時子宮收縮的情形，這是斯德哥爾摩卡洛琳斯卡醫院的拜德曼和史旺醫師所記錄的。

A, 沒有任何處理時，收縮很小，但給予不會引起墮胎的前列腺素會使收縮增加。

B, 美服錠本身就可以誘發子宮收縮，添加同A的少量的前列腺素，可以大大加強作用 (圖中曲線，表示子宮收縮時產生的壓力，用mmHg表示)。

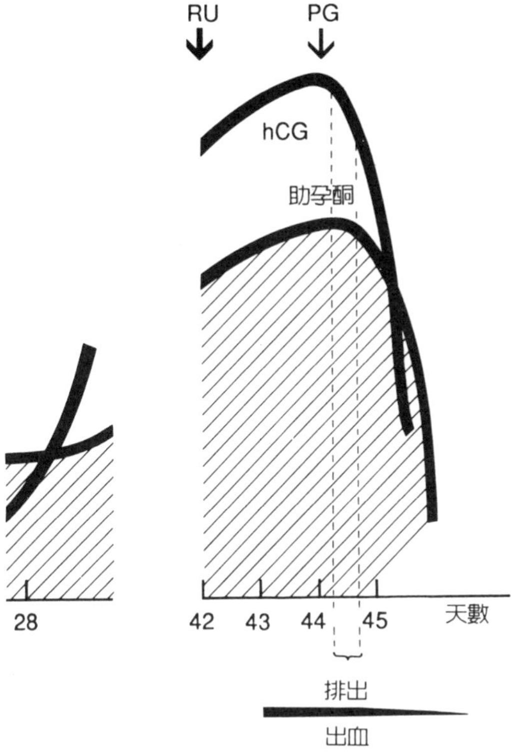

圖10.懷孕六週時，用美服錠終止

曲線接圖5之後。於懷孕六週時，助孕酮和人類絨毛膜性促素增加。這時，給予600毫克的美服錠，兩天後再給予前列腺素，會排出胚胎，然後人類絨毛膜性促素和助孕酮迅速減少。從排出前開始，母親的出血可以持續幾天，然後停止(曲線表示荷爾蒙濃度的變化)。

的臨床試驗，結果相同。

百分之五的病例胚胎在兩天內排出，並不需要前列腺素。在法國由於費用和藥品容易取得，診所通常注射 0.25 或 0.5mg 毫克的 sulprostone。它是前列腺素E二的衍生物，由柏林先靈藥廠所販售，商品名叫 Nalador。有些病例使用陰道塞劑，一毫克的 gemeprost，是前列腺素E一的衍生物，商品名爲 Cervagen。其他的前列腺素正在臨床試驗中，包括活性很強的 meteneprost（前列腺素E二的作用類似物）。

一九九一年，奧伯尼醫生和我，在巴黎用口服四百毫克 misoprostol 做試驗。它是一種前列腺素E一的衍生物，四百毫克的劑量，相當於治療胃十二指腸潰瘍每日劑量的一半，其有效率稍高於 sulprostone 和 gemeprost。病人報告說，只有輕微的痙攣。

有一種含有美服錠和定時釋放的前列腺素的單一藥丸，正在試驗中。

胎兒毒性

所謂胎兒毒性，意指如果使用美服錠墮胎失敗又沒有做手術時，對胎兒造成的傷害性。由於高劑量的美服錠很容易排掉胎兒，而且也不會長期使用，因此很難進行研究。美服錠作用在子宮內膜和子宮肌，墮胎來自於作用在子宮而非嬰兒。但如果沒有終止懷孕——這種機會約是百分之一——則可能要再做手術墮胎。

法國學院的喬斯特以兔子所做的實驗顯示，如果懷孕時去掉卵巢，就需要一定量的助孕酮來維持繼續正常懷孕，若沒有助孕酮就會流產。如果給予中等量的助孕酮，子宮會不正常收縮，造成胎兒顱骨和中樞神經系統病變。如果兔子的卵巢是完整的，給予低於墮胎所需的劑量，會出現類似的變化。

在子宮肌肉的作用似乎是兔子特有的，因爲老鼠或天竺鼠不會出現類似的胎兒異常。此外，喬斯特實驗時的懷孕時間，比通常使用美服錠的時間晚。雖然如此，這些結果建議，若美服錠無法終止懷孕，最好動手術。

爲了解美服錠的胎兒毒性，在不同階段，從懷孕開始到末尾，給予動物較高的劑量。也給予助孕酮來對抗抗助孕酮作用，以期了解與墮胎作用無關的毒性。結果，在任何情形下都沒有看到異常，包括在何金實驗室用小猴子做的追蹤長達數年的研究。這些結果不宜延伸到人類，因此建議，若美服錠墮胎失敗，最好手術。

使用美服錠協助生產時，有一個較嚴重的問題存在：美服錠會通過胎盤到達胎兒，可能會影響小孩將來的健康。雖然從科學的邏輯看來，美服錠的作用是可逆的，且有特定標靶器官，應該不會危及小孩，但仍建議，若有生命危險才使用。使用某種方法的利弊得失有時很難衡量，在醫學上，任何選擇都不可能沒有危險性。

基因毒性

當藥物的毒性是作用在基因時最危險，可能在胚胎很早期就會受影響。由荷爾蒙生理作用的推理看來，應很少會造成異常。何金利用試管內受精做實驗，他把猴子的胚胎置於高劑量的美服錠內，再種至子宮，結果胚胎發育正常，證明了別人在不同動物的實驗結果。雖然如此，爲了愼重起見，還是需要更多的研究。

除了理論和實驗證據以外，在英國有三個例子，法國有兩個，在美服錠墮胎失敗後，婦女決定繼續懷孕，而這五個小孩皆正常。

抗糖皮質類固醇活性

皮質醇是腎上腺製造的荷爾蒙，在身體適應壓力時是十分必要的。它會影響糖分、脂肪和蛋白質的代謝，與免疫、血壓和許多大腦功能有關。它能讓前列腺素減少，這可以解釋，爲何皮質酮和合成的作用類似物有抗發炎的效果。

美服錠是第一個能對抗人類糖皮質類固醇作用的藥物，在治療某些與庫欣氏症有關的腫瘤上很有效。它與糖皮質類固醇受器有很好的親和性。由於美服錠對抗皮質醇的作用，在正常人可能會導致腎上腺功能不足。某些動物在高劑量使用時，的確出現這種現象。

美服錠使用在墮胎時，根據推理和證據都顯示，不用擔心這種現象。除了已有腎上腺功能不足的病人以外，皮質醇有良好的回饋系統，受到下視丘和腦垂腺的控制，皮質醇不足，會使得下視丘和腦垂腺的荷爾蒙增加，刺激腎上腺製造皮質醇。美服錠使用兩百毫克以上，在成年人身上，會經由阻斷受器而出現抗糖皮質類固醇作用，但也會經由皮質醇的分泌增加來彌補這種結果。

上述現象說明給予美服錠後暫時性的腎上腺反應，因此沒有低血壓、低血糖或其他令人擔心的影響。

在某些癌症或其他病理情況中長期使用美服錠，則需要新的毒物學和耐性試驗。這些試驗將視劑量和給予的時間而定。可能其他具有美服錠的抗助孕酮和抗糖皮質類固醇作用的抗助孕酮會被發現，而兩種作用的強度會有所不同。胡梭-烏克拉藥廠的化學家正在這方面做研究。

毒性和副作用

在用於人類以前，美服錠的第一批試驗是在老鼠和猴子身上進行，結果顯示對美服錠有很好的耐性。在肝、腎、心臟血管系統、血液生化學、神經系統或其他器官，沒有任何功能上或生化學上的異常。使用的劑量通常比墮胎所需要的劑量高很多。

科學家曉得，有生物作用的藥物若長期使用，可能在特定情況下有副作用，阿斯匹靈，盤尼西林和疫苗即是如此，因此上市後的監測及進一步的研究應持續，絕不可終止。但美服錠是類固醇，只在體內停留幾天而已。如同其他充分測試過的藥物一樣，我們對它抱有審慎的樂觀。

大塊文化出版公司書目

touch 系列

01	10倍速時代	Andrew S. Grove 著 王平原譯	250元
02	未來英雄	John Brockman 著 汪仲等譯	330元
03	WWW.新家庭	Seymour Papert 著 賴慈芸 等譯	250元
04	量子管理	Stan Davies 著 何穎怡 譯	250元
05	顛覆廣告	Jean-Marie Dru 著 陳文玲 等譯	280元
06	版本2.0	Esther Dyson 著 李令儀 等譯	330元
07	NEXT	Michio Kaku 著 陳婷 / 徐中緒 譯	380元
08	80/20 法則	Richard Koch 著 謝綺蓉 譯	280元
09	亞里斯多德總裁	Tom Morris 著 游敏 譯	250元
10	16定位	Jeff Papows 著 李振昌 譯	280元

mark 系列

01	福爾摩啥	Psalmanaazaar 著 薛絢 譯	280元
02	西藏七年與少年達賴	Heinrich Harrer 著 刁筱華 譯	250元
03	聖經密碼	Michael Drosnin 著 杜默 譯	250元
04	絕對的藝術家	謝恩 著	390元
05	潛水鐘與蝴蝶	Jean Dominique Bauby 著 邱瑞鑾 譯	150元

06	革命前夕的摩托車之旅	Che Guevara 著	
		梁永安 等譯	250元
07	風聞有你，親眼見你	冉亮 著	250元
08	最後十四堂星期二的課	Mitch Albom 著	
		白裕承 譯	220元
09	迷幻藥，外星人，還有一個化學家		250元
		Kary Mullis 著	莊安祺 譯

smile 系列

01	豺狼的微笑	Aquarius X 著	
		蔡志忠 繪圖	特別價 69元
02	Peggy來占星 1		
	愛情魔法書	Peggy著	150元
03	成功致富又快樂	溫世仁 著	
		蔡志忠 繪圖	特別價 69元
04	台灣黑色燴	于震 編寫	特別價 99元
05	Peggy來占星 2		
	工作GoGo	Peggy著	150元
06	清清醒醒過一生	Geoffry Bellman 著	
		丁佩芝 譯	180元
07	前途	溫世仁 著	
		蔡志忠繪圖	120元
08	女人要帶刺	Roberta Gregory 著	
		何穎怡 譯	特價120元
09	台灣經濟的苦難與成長	溫世仁 著	
		蔡志忠 繪圖	120元
10	穿著睡衣賺錢的女人	Migi 著	180元
11	黑鳥麗子白書	黑鳥麗子 著	150元
12	現在流行吃素	黃怡等12人合著	120元
13	心靈深呼吸	王映月 著	150元
14	給女人靈魂的巧克力	Kay Allenbaugh 著	
		洪國鈞 等譯	200元
15	我在花花世界	陳樂融 著	150元
16	非常壞	Aquarius X 著	
		蔡志忠 繪圖	120元

17	跨世紀投資策略	謝金河 著	280元
18	台灣經濟的苦難與成長	溫世仁	
	(英文版)	蔡志忠 繪圖	120元
19	一生受用的金雞蛋	George S Calson 著	
		楊淑智 譯	280元
20	給我報報1997 年鑑	三目武夫等著	199元
21	天天都成功	洪啓嵩 著	
		蔡志忠 繪圖	120元
22	第二個命運	Dean Hamer 著	
		莊安祺 譯	250元
23	前未來	洪啓嵩 著	120元
24	顛覆投資策略	司馬相 著	250元
25	工作DNA	郝明義 著	200元
26	RU486：女性的選擇，美服錠的歷史		250元
		Etienne Baulieu 著	張天鈞 譯

catch 系列

01	第五元素(VCD+彩色精裝書)		
		Akibo 視覺設計	450元
02	叛逆的天空(散文)	梁望峰 著	120元
03	寂寞裡逃(散文)	梁望峰 著	120元
04	小茜茜心靈手札(漫畫)	韓以茜 著	150元
05	The Making of小倩	徐克 著	特價 700元
06	千女遊魂(小說)	朱衣 著	150元
08	天若無情(小說)	梁望峰 著	120元
09	墮落天使(小說)	梁望峰 著	120元
10	在地球表面漫步(散文)	張妙如 著	150元
11	全職殺手之一	彭浩翔 著	180元
12	全職殺手之二	彭浩翔 著	180元
13	小明(漫畫)	歐陽應霽 著	150元
14	光合作用	張妙如 著	250元
15	背著電腦，去歐洲流浪	劉燈 著	280元
16	小小情詩	韓以茜圖／文	180元
17	在台北生存的一百個理由	馬世方 等合著	450元
18	進攻女生宿舍	彭浩翔	150元

19	交換日記	張妙如 徐玫怡著	150元
20	流浪者的廚房	徐世怡	180元

tomorrow 系列

你能懂一東亞金融風暴	溫世仁 著 蔡志忠 繪圖	150元
2001年第二次經濟奇蹟	溫世仁 著 蔡志忠 繪圖	150元
你能懂一生命複製	吳宗正 何文榮著	150元
你能懂一多媒體	鄒景平 侯延卿著	150元
日本IC教父川西剛	川西剛 著	250元
媒體的未來	溫世仁 莊琬華 著	150元
你能懂一千禧蟲危機	鄒景平 張成華著	150元
你能懂一東亞金融風暴(英文版)	溫世仁 著 蔡志忠 繪圖	180元

PC Pink 系列

網路是一條口紅	Peggy 著	280元

Sense 系列

12星座穿衣術	朱衣著	120元

大塊文化出版公司 Locus Publishing Company
台北市117羅斯福路六段142巷20弄2-3號
電話：(02) 29357190　傳真：(02) 29356037
e-mail: locus@locus.com.tw
1. 歡迎就近至各大連鎖書店或其他書店購買，也歡迎郵購。
2. 郵購單本9折(特價書除外)。
帳號：18955675戶名：大塊文化出版股份有限公司
3. 團體訂購另有折扣優待，歡迎來電洽詢。

國家圖書館出版品預行編目資料

RU 486：女性的選擇，美服錠的歷史／博琉
(Etienne-Emile Baulieu), Mort Rosenblum著；
張天鈞譯.-- 初版-- 臺北市：大塊文化，
1999 [民 88]
　　面；　公分.（smile 26)
譯自：Génération pilule
ISBN 957-8468-85-7 (平裝)

1.墮胎 2.流產

417.353　　　　　　　　88007387

1 1 6 台北市羅斯福路六段142巷20弄2-3號

廣　告　回　信
台灣北區郵政管理局登記證
北台字第10227號

大塊文化出版股份有限公司　收

請沿虛線撕下後對折裝訂寄回，謝謝！

地址：_____市／縣_____鄉／鎮／市／區_______路／街_____段_____巷

_____弄_____號_____樓

姓名：

大塊
LOCUS
文化

編號：SM026　書名：RU486

大塊 LOCUS 文化

讀者回函卡

謝謝您購買這本書，爲了加強對您的服務，請您詳細填寫本卡各欄，寄回大塊出版 (免附回郵) 即可不定期收到本公司最新的出版資訊，並享受我們提供的各種優待。

姓名：________________________ **身分證字號**：________________________

住址：____

聯絡電話：(O)________________________ (H)________________________

出生日期：________年______月______日

學歷：1.□高中及高中以下 2.□專科與大學 3.□研究所以上

職業：1.□學生 2.□資訊業 3.□工 4.□商 5.□服務業 6.□軍警公教 7.□自由業及專業 8.□其他________

從何處得知本書：1.□逛書店 2.□報紙廣告 3.□雜誌廣告 4.□新聞報導 5.□親友介紹 6.□公車廣告 7.□廣播節目8.□書訊 9.□廣告信函 10.□其他____________

您購買過我們那些系列的書：

1.□Touch系列 2.□Mark系列 3.□Smile系列 4.□Catch系列 5.□PC Pink系列 6□tomorrow系列 7□sense系列

閱讀嗜好：

1.□財經 2.□企管 3.□心理 4.□勵志 5.□社會人文 6.□自然科學 7.□傳記 8.□音樂藝術 9.□文學 10.□保健 11.□漫畫 12.□其他_____

對我們的建議：____

____

LOCUS

LOCUS